Quentin Duval

Les statines chez les personnes âgées

Quentin Duval

Les statines chez les personnes âgées

Prescription des Statines chez les personnes âgées: quel est l'avis des médecins traitants

Presses Académiques Francophones

Impressum / Mentions légales
Bibliografische Information der Deutschen Nationalbibliothek: Die Deutsche Nationalbibliothek verzeichnet diese Publikation in der Deutschen Nationalbibliografie; detaillierte bibliografische Daten sind im Internet über http://dnb.d-nb.de abrufbar.
Alle in diesem Buch genannten Marken und Produktnamen unterliegen warenzeichen-, marken- oder patentrechtlichem Schutz bzw. sind Warenzeichen oder eingetragene Warenzeichen der jeweiligen Inhaber. Die Wiedergabe von Marken, Produktnamen, Gebrauchsnamen, Handelsnamen, Warenbezeichnungen u.s.w. in diesem Werk berechtigt auch ohne besondere Kennzeichnung nicht zu der Annahme, dass solche Namen im Sinne der Warenzeichen- und Markenschutzgesetzgebung als frei zu betrachten wären und daher von jedermann benutzt werden dürften.

Information bibliographique publiée par la Deutsche Nationalbibliothek: La Deutsche Nationalbibliothek inscrit cette publication à la Deutsche Nationalbibliografie; des données bibliographiques détaillées sont disponibles sur internet à l'adresse http://dnb.d-nb.de.
Toutes marques et noms de produits mentionnés dans ce livre demeurent sous la protection des marques, des marques déposées et des brevets, et sont des marques ou des marques déposées de leurs détenteurs respectifs. L'utilisation des marques, noms de produits, noms communs, noms commerciaux, descriptions de produits, etc, même sans qu'ils soient mentionnés de façon particulière dans ce livre ne signifie en aucune façon que ces noms peuvent être utilisés sans restriction à l'égard de la législation pour la protection des marques et des marques déposées et pourraient donc être utilisés par quiconque.

Coverbild / Photo de couverture: www.ingimage.com

Verlag / Editeur:
Presses Académiques Francophones
ist ein Imprint der / est une marque déposée de
OmniScriptum GmbH & Co. KG
Bahnhofstraße 28, 66111 Saarbrücken, Deutschland / Allemagne
Email: info@omniscriptum.com

Herstellung: siehe letzte Seite /
Impression: voir la dernière page
ISBN: 978-3-8416-2700-1

Copyright / Droit d'auteur © Quentin Duval
Copyright / Droit d'auteur © 2013 OmniScriptum GmbH & Co. KG
Alle Rechte vorbehalten. / Tous droits réservés. Saarbrücken 2013

LES STATINES CHEZ LES PERSONNES AGEES.

Quentin DUVAL

Sommaire

- I. Rappels 7
  - A. Le vieillissement 7
    1. Démographie du vieillissement en France 7
    2. Le système cardio-vasculaire 9
       - a. Le cœur de la personne âgée 9
         - i. Modification structurale 9
         - ii. Modifications fonctionnelles 9
       - b. Les pathologies cardiaques 10
         - i. Maladie athéromateuse 10
           - Physiopathologie 10
           - Facteurs de risques 12
           - Complications 13
         - ii. L'hypertension artérielle 13
           - Physiopathologie 13
           - Diagnostic et objectifs thérapeutiques 14
           - Traitements 17
         - iii. Artériopathie oblitérante de l'aorte et des membres inférieurs 19
           - Physiopathologie 20
           - Diagnostic et classification 20
           - Traitement 22
         - iv. Syndrome coronarien 23
           - Physiopathologie 23
           - Traitement 24
         - v. Accidents vasculaires cérébraux 25
           - Physiopathologie 25
           - Traitement 25
    3. Le système hépatique 26
       - a. Le foie de la personne âgée 26
    4. Le système rénal 26
       - a. Le rein de la personne âgée 26
       - b. Maladies rénales de la personne âgée 27
  - B. Le Cholestérol 28
    1. La synthèse du cholestérol 28

2. Transport du cholestérol 31
   a. Structure d'une lipoprotéine 31
   b. Classification des lipoprotéines 31
      i. Lipoprotéines de haute densité : HDL 32
      i. Lipoprotéines de basse densité : LDL 32
      ii. Lipoprotéines de très basse densité : VLDL 34
      iii. Chylomicrons 34
      iv. Cas particulier de la lipoprotéine (a). 34
3. Le métabolisme 35
   a. La voie exogène 35
   b. La voie endogène 35
   c. La voie inverse 36
4. Valeurs de références 37
5. Classification des dyslipoprotéinémies 37
6. Facteurs de risques 39
7. Prise en charge thérapeutique du patient dyslipidémique 39
8. Cholestérol chez le sujet âgé 40

C. Les statines 46
1. Mécanisme d'action 46
2. Pharmacocinétique 48
3. Effets indésirables 50
4. Contre-indications 55
5. Interactions médicamenteuses 55
6. Effets pléiotropes des statines 56
7. Equivalence des statines 57
   a. Protocole 57
   b. Résultats 58
8. Statines et personnes âgées 61
   a) 4S 61
   b) WESCOPS 63
   c) CARE 64
   d) LIPID 66
   e) AFCAPS/TEXCAPS 69
   f) MIRACL 72

      g) HPS 73

      h) PROSPER 75

      i) JUPITER 78

      j) Méta-analyses 81

II. Prescription des statines chez les personnes âgées : quel est l'avis des médecins traitants 84

  A. Evolution de l'utilisation des statines selon l'âge et l'indication. 84

  B. L'avis de certains médecins traitants 87

    1. Méthode 87

    2. Résultats 88

      a. Sources d'informations des médecins généralistes 88

      b. Comment choisir les statines 89

      c. Pensez vous que les statines ont un intérêt chez les personnes de plus de 80 ans ? 92

      d. Pensez-vous que les statines ont un rapport bénéfice/risque favorable chez les personnes de plus de 80 ans? 96

      e. Sur quels critères débutez-vous un traitement par les Statines ? 100

      f. Sur quels critères arrêtez-vous un traitement par les statines chez une personne de plus de 80 ans ? 105

      g. Sur quels critères décidez-vous de ne pas instaurer une statine chez une personne de plus de 80 ans ? 111

    3. Discussion 118

Conclusion 120

Bibliographie 123

  ANNEXE 1 129

  ABREVIATIONS 131

I. **Rappels**

A. **Le vieillissement**

1. **Démographie du vieillissement en France**

L'espérance de vie de la population française ne cesse d'augmenter. C'est la tranche des personnes de plus de 65 ans qui connait le plus important essor (16,8% au 1er janvier 2011 contre 15,9% en 2001). Et c'est principalement le nombre de personnes ayant plus de 75 ans qui croît le plus. Ce pourcentage ne représentait que 7,3% en 2001, il est passé à 8,9% en 2011 (1). L'INSEE a effectué plusieurs recensements pour mettre en avant cette évolution (2). La Figure 1 montre bien l'importance que représente désormais cette tranche d'âge. On remarque qu'à partir de 60 ans, les femmes deviennent plus nombreuses que les hommes.

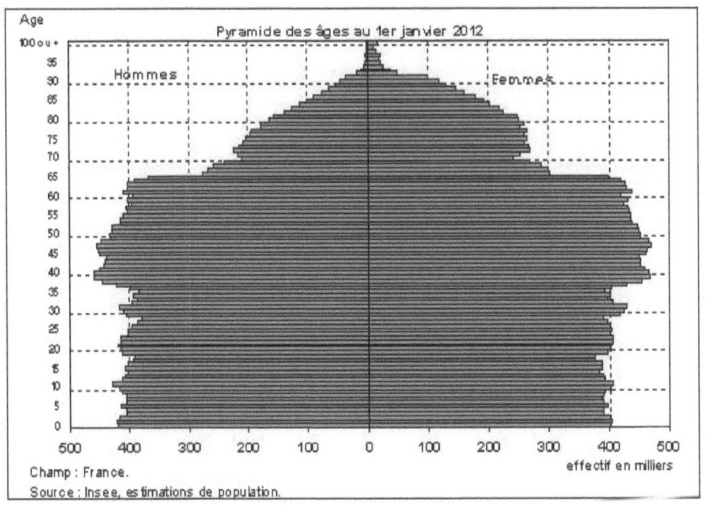

Figure 1 pyramide des âges en France au 1 er janvier 2012

L'espérance de vie de la population française est bien en constante augmentation comme le prouve également ce graphique (Figure 2), réalisé grâce aux données de l'INSEE. Que ce soit pour les hommes ou les femmes, elle a considérablement progressé ces dernières années. Elle est passée de 76 ans en 1970 à 84,8 ans en 2010 pour les femmes, et de 66 ans à 78,1 ans pour les hommes. Malgré tout, on note tout de même une augmentation des décès en 2011. On remarque que la France fait parti des pays Européen où les femmes vivent le plus longtemps. En ce qui concerne les hommes, La France est dans la moyenne européenne.

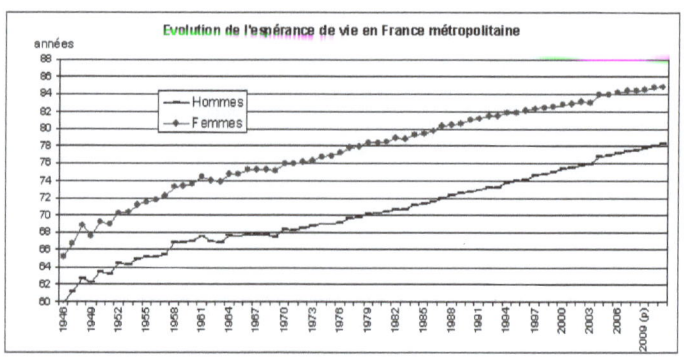

Figure 2 Espérance de vie en France

2. Le système cardio-vasculaire

a. *Le cœur de la personne âgée*

i. Modification structurale

Avec l'âge, le cœur va subir une augmentation de l'épaisseur de la paroi du ventricule gauche avec préservation du rapport poids du cœur/poids corporel. Depuis l'enfance il existe une perte de cardiomyocytes qui est compensée par une hypertrophie myocytaire, entrainant une asymétrie entre le cœur gauche et le cœur droit. Il y aura aussi une augmentation de la rigidité myocardique.

Chez la personne âgée, on notera aussi une baisse de la vitesse et du volume de remplissage du ventricule gauche pendant la diastole, et une augmentation du volume de l'oreillette gauche. Une diminution de la réponse cardiaque aux catécholamines a aussi été observée.

Ces phénomènes peuvent s'expliquer par une perte d'éléments contractiles, par l'augmentation du tissu conjonctif et par la multiplication du rythme cardiaque (palpitations, ralentissements, blocages de la conduction).

ii. Modifications fonctionnelles

Il existe des troubles du remplissage diastolique chez les personnes âgées. Entre 20 et 80 ans, on note une diminution du remplissage rapide protodiastolique du ventricule gauche d'environs 50 % ; cela peut s'expliquer par la fibrose qui va diminuer la compliance. Cependant il y a aussi une augmentation du remplissage tardif télédiastolique du ventricule gauche dépendant de la contraction de l'oreille droite.

En ce qui concerne la réserve en débit cardiaque, entre 20 et 85 ans, elle diminue d'environ 30%. Au repos, le débit cardiaque n'est pas modifié. A l'effort, le débit cardiaque maximal augmente moins avec l'âge d'où une diminution avec l'âge des performances physiques maximales. Deux composantes interviennent dans le débit cardiaque ; la fréquence cardiaque et le volume d'éjection systolique. Ce dernier est globalement conservé au cours du vieillissement. Avec l'âge la fréquence cardiaque maximale va diminuer. On note des diminutions de ses variations spontanées pendant 24 heures, des variations avec la respiration mais aussi lors de l'effort. Tout cela entraine une baisse de variabilité du rythme cardiaque et une hausse des troubles du rythme ventriculaire et supra-ventriculaire au repos et à l'effort.

L'hypertrophie du ventricule gauche concentrique et modérée ainsi que la dilatation de l'oreillette droite auront pour conséquence une augmentation de la post charge.

b. Les pathologies cardiaques

i. Maladie athéromateuse

Physiopathologie

Cette plaque d'athérome consiste en la formation de dépôt graisseux soulevant la couche interne de la paroi artérielle. Le LDL-cholestérol va s'accumuler dans l'intima, va s'oxyder et devenir ainsi cytotoxique pour l'endothélium. L'endothélium va recruter des monocytes pour capter le LDL-cholestérol oxydé, qui vont ensuite se transformer dans un premier temps en macrophage puis en cellules spumeuses. Les macrophages vont entretenir au sein de la plaque la réaction inflammatoire mais aussi sécréter des métalloprotéases pouvant être à l'origine de la rupture de la plaque. Quant aux cellules musculaires lisses, elles vont migrer vers l'intima et sécréter du collagène et de la matrice extracellulaire qui vont former la chape fibreuse de la plaque.

L'évolution de la maladie athéromateuse s'effectue en plusieurs étapes. La formation de stries lipidiques est un stade précoce de la maladie. Elle se situe dans l'intima et est constituée de cellules spumeuses ou de cellules musculaires ayant migrées. Elle se retrouve principalement dans les bifurcations artérielles. Ces lésions sont réversibles mais évoluent souvent vers une plaque d'athérome.

La plaque d'athérome est l'étape suivante de cette pathologie. Cette plaque est un nodule fibrino-lipidique que l'on retrouve dans l'intima. On y retrouve un noyau lipidique contenant des cellules spumeuses et des lipides extracellulaires recouvrant un noyau central nécrotique et détruisant la limitante élastique interne. Le noyau lipidique est séparé de l'intima par la chape fibreuse dans laquelle on trouve du collagène, de la matrice extracellulaire ainsi que des cellules musculaires lisses.

Facteurs de risques

Facteurs de risques utilisés pour estimer le risque cardio-vasculaire :
- Age : supérieur à 50 ans pour les hommes, et supérieur à 60 pour les femmes
- Tabagisme : actuel et même si arrêt depuis moins de 3 ans
- Antécédents familiaux d'accidents cardiovasculaires :
    - Infarctus du myocarde ou mort subite avant l'âge de 55 ans chez le père ou chez un parent du 1er degré de sexe masculins
    - Infarctus du myocarde ou mort subite avant l'âge de 65 ans chez la mère ou chez un parent du 1er degré de sexe féminin
- Accident vasculaire cérébral précoce
- Diabète traité ou non
- Dyslipidémie
    - LDL cholestérol ≥ 1,60 g/l (soit 4,1 mmol/l)
    - HDL-cholestérol ≤ 0,40 g/l (soit 1mmol/l) quel que soit le sexe
- Sédentarité : absence d'activité physique régulière, au moins 30 min 3 fois par semaine.
- Obésité abdominale ou obésité avec un IMC (Indice de Masse Corporel) supérieur à 30kg/m²
- Consommation excessive d'alcool, soit plus de 3 verres de vins par jour pour un homme et 2 verres pour une femme. (3)

Complications

La plaque va continuer à évoluer et à réduire progressivement la lumière artérielle. Quand la sténose représente 50% de la lumière artérielle, on considère que les lésions sont symptomatiques. L'évolution vers une plaque compliquée peut s'expliquer par des phénomènes inflammatoires locaux qui vont entrainer une thrombose. Cela va entrainer une ulcération de la plaque, ou encore la rupture ou la fissure de la plaque.

    ii. L'hypertension artérielle

Avec l'âge, une augmentation de la tension artérielle est observée. Les valeurs de références de l'hypertension doivent être inférieures à 140 mmHg de systole et 90 mmHg de diastole.

Physiopathologie

Cette hypertension va entrainer un accroissement des besoins en oxygène du cœur, et un rallongement du temps d'éjection du volume systolique de sang du ventricule gauche vers l'aorte.

Cette hypertension est liée à l'artériosclérose. Elle consiste en une perte de la compliance artérielle par la rigidification du système artériel. Cela va entrainer une augmentation de la pression artérielle systolique, mais une diminution de la pression artérielle diastolique (4).

Diagnostic et objectifs thérapeutiques

Suivant le nombre de facteurs de risques, les objectifs thérapeutiques seront adaptés (5)(
Tableau 1: Recommandations de l'ESC pour la prise en charge de l'hypertension artérielle. 2007)

Ces recommandations de 2007 ont été réévaluées en 2009 pour les personnes âgées suite à la publication de l'étude HYVET. 3845 patients de 80 ans ou plus, avec une pression artérielle systolique de minimum 160 mmHg (maximum 173 mmHg) ont reçu soit le placébo, soit le traitement actif. Ce traitement est constitué de 1,5mg d'indapamide (diurétique) et éventuellement l'ajout de prérindopril (inhibiteur de l'enzyme de conversion) à 2 ou 4 mg par jour pour réussir à atteindre une pression artérielle systolique inférieur à 150 mmHg. La prise du traitement actif réduit la pression artérielle à une valeur de 144/78 contre 161/84 mmHg avec le placébo.

Tableau 1: Recommandations de l'ESC pour la prise en charge de l'hypertension artérielle. 2007

Pression artérielle	120-129 80-85	130-139 85-89	140-159 90-99	160-179 100-109	>180/110
Pas de facteur	Risque standard	Risque standard	Risque peu majoré	Risque modérément majoré	Risque fortement majoré
1-2 facteurs de risques associés	Risque peu majoré	Risque peu majoré	Risque modérément majoré	Risque modérément majoré	Risque très fortement majoré
Plus de 3 facteurs de risques, et/ou AOC et/ou diabète, et/ou syndrome métabolique	Risque modérément majoré	Risque fortement majoré	Risque fortement majoré	Risque fortement majoré	Risque très fortement majoré
Maladies cardio-cérébro-vasculaire ou rénale établie	Risque très fortement majoré	Risque très fortement majoré	Risque très fortement majoré	Risque très fortement majoré	Risque très fortement majoré

Cette baisse de pression est aussi accompagnée de plusieurs effets bénéfiques. En effet on note une réduction de 30 % d'attaque cardiaque (avec une petite différence significative), mais aussi une différence significative sur la réduction d'une insuffisance cardiaque congestive de 64%, des évènements cardiaques, et les causes de mort (21%). Les résultats de cette étude montrent qu'un traitement antihypertenseur chez une personne de plus de 80 ans ne prévient pas que la morbidité cardiaque mais qu'il prolonge aussi la vie. Les nouvelles directives sur la mise en place d'un traitement anti hypentensif peuvent être étendues aux personnes âgées de 80 ans et plus grâce à l'étude HYVRET.

Cependant, il faut savoir que l'étude HYVRET avait sélectionné des patients qui n'avaient pas de problèmes cardiaques, en bonnes conditions physiques et mentales, et que les personnes fragiles et malades étaient exclues.

Malgré tout, l'étude HYVRET a mis en évidence l'importance du traitement antihypertenseur chez les personnes de 80 ans et plus en commençant par une monothérapie et si nécessaire l'ajout d'une deuxième molécule. Mais comme l'étude HYVRET a été réalisée chez des personnes en bonne santé, il est recommandé de faire une surveillance par le médecin pendant et après la mise en place du traitement. (6)

Traitements

Pour débuter un traitement antihypertenseur, il faut se référencier à la pression artérielle systolique et diastolique de la personne, ainsi qu'aux facteurs de risque.

Les classes thérapeutiques utilisées pour la prise en charge de l'hypertension artérielle sont les diurétiques thiazidiques, les inhibiteurs calciques, les inhibiteurs de l'enzyme de conversion (IEC), les antagonistes des récepteurs de l'angiotensine II ainsi que les bétabloquants. Toutes ces classes ont démontré des bénéfices en termes de morbi-mortalité dans la prévention des Accidents Vasculaires Cérébraux (AVC), des complications de la maladie coronarienne et de l'insuffisance cardiaque.

Il est recommandé de commencer la prise en charge de l'hypertension artérielle par une monothérapie.

Tableau 2: Recommandation de l'ESC. 2007

Pression Artérielle en mmHg

Autres facteurs de risques Altération infraclinique ou maladie	Normale 120-129 Ou 80-84	Normale haute 130-139 Ou 85-89	HTA grade 1 140-159 Ou 90-99	HTA grade 2 160-179 Ou 100-109	HTA grade 3 >180 Ou >110
Pas d'autres facteurs de risques	Pas d'intervention sur la PA	Pas d'intervention sur la PA	MHD plusieurs mois puis traitement antihypertenseur si PA non contrôlée	MHD plusieurs semaines puis traitement pharmacologique si PA non contrôlée	MHD + traitement antihypertenseur immédiat
1-2 facteurs de risques	MHD	MHD	MHD plusieurs mois puis traitement antihypertenseur si PA non contrôlée	MHD plusieurs semaines puis traitement pharmacologique si PA non contrôlée	MHD + traitement antihypertenseur immédiat
3 ou >3 facteurs de risques, syndrome métabolique, AOC infraclinique	MHD	MHD + envisager traitement antihypertenseur	MHD + traitement antihypertenseur	MHD + traitement antihypertenseur	MHD + traitement antihypertenseur immédiat
diabète	MHD	MHD + traitement antihypertenseur	MHD + traitement antihypertenseur	MHD + traitement antihypertenseur	MHD + traitement antihypertenseur immédiat
Maladie cardiovasculaire avérée ou néphropathie	MHD + traitement antihypertenseur immédiat	MHD + traitement antihypertenseur immédiat	MHD + traitement antihypertenseur immédiat	MHD + traitement antihypertenseur immédiat	MHD + traitement antihypertenseur immédiat

Au-delà de 80 ans il est recommandé de ne pas dépasser la prescription de plus de 3 antihypertenseurs et de se contenter de la baisse thérapeutique obtenue avec ces thérapeutiques.

L'association diurétique et inhibiteur calcique a montré une bonne efficacité pour les sujets âgés, alors qu'elle est peu efficace chez les jeunes adultes.

PA : pression artérielle, MHD : mesures hygiéno-diététiques

Les recommandations de l'ESH/ESC actualisée en 2009, disent que comme pour les jeunes adultes et les personnes âgées, les mêmes classes thérapeutiques peuvent être mises en place. Le choix du médicament ne se détermine pas selon l'âge du patient. (6)

Les mesures hygiéno-diététiques jouent un rôle important dans la prise en charge de l'hypertension artérielle. Il faut pratiquer une activité physique régulière, réduire le poids si la personne est en surpoids. Le sel devra être diminué dans l'alimentation, mais adopter un régime alimentaire riche en légumes, fruits et pauvre en graisses saturées (4).

iii. Artériopathie oblitérante de l'aorte et des membres inférieurs.

Cette pathologie touche 7% de la population de 70 à 74 ans. A partir de 75 ans, elle touche 10% de la population. L'artériopathie des membres inférieurs se développe après l'atteinte coronaire et avant l'atteinte encéphalique. Il en résulte que plus l'artériopathie oblitérante des membres inférieurs est sévère, plus le pronostic cardiaque est grave.

Physiopathologie

L'artériopathie des membres inférieurs consiste en une sténose comprise entre l'aorte et l'ensemble des artères des membres inférieurs. Cette sténose va impliquer un déséquilibre entre la consommation et l'apport d'O_2 au niveau des muscles ou des organes vascularisés par ces artères. La sténose va se resserrer petit à petit. Quand la lumière du vaisseau est trop réduite, le flux sanguin ne sera plus assez important pour assurer la vascularisation du membre. L'artériopathie des membres inférieurs est une manifestation de la maladie artérioscléreuse qui est une maladie diffuse du système vasculaire.

Les facteurs de risques d'AOMI sont les mêmes que facteurs de risques pour estimer les risques cardio-vasculaires.

Diagnostic et classification

Les antécédents cardiovasculaires de la personne ainsi que de sa famille doivent être recherchés. Certains signes tels que des crampes au moment de l'effort au bout d'un périmètre de marche, ou des douleurs au repos peuvent aussi orienter vers cette pathologie. On effectuera donc la palpation des différents pouls dont la mesure de la pression artérielle distale qui permettra de calculer l'index de pression systolique (IPS). Le critère retenu est un IPS inférieur à 0,90 suivant les recommandations de l'HAS de 2006.

Leriche et Fontaine ont créé une classification des différents stades de cette pathologie : (5)

Stade I	Abolition d'un ou plusieurs pouls sans signes fonctionnels
Stade II	Claudication intermittente d'effort sans douleur de repos. Cette classe est subdivisée en 2 grades : stade A (faible) et stade B (fort) suivant le périmètre de marche
Stade III	Présence de douleurs de décubitus : l'ischémie musculaire est permanente même au repos, les douleurs apparaissent lors du décubitus car les pressions distales sont moins élevées qu'en orthostatisme du fait de l'absence de pression orthostatique
Stade IV	Présence de troubles trophiques cutanés et/ou de gangrène

Chez les personnes âgées, l'AOMI est souvent détectée au stade d'ischémie permanente. En effet c'est une maladie longue et souvent silencieuse. Il faut donc effectuer un dépistage de l'AOMI systématiquement dans les situations à risque d'escarre. Il devra dans tous les cas être complété par la mesure de l'IPS. (3)

Traitement

La prise en charge de cette pathologie ne se focalise pas unique sur l'artériopathie des membres inférieurs, mais sur la maladie athéromateuse dans sa généralité. Le traitement comporte donc plusieurs classes thérapeutiques. On y retrouve les antiagrégants plaquettaires, les statines, les IEC et les bétabloquants. Cependant les bétabloquants restent contre indiqués dans les cas d'artériopathies graves, stade IV de Leriche et Fontaine. Il est préconisé de pratiquer une activité physique régulière.

Suivant les recommandations de la Haute Autorité de Santé, publiées en avril 2006 sur la prise en charge de l'artériopathie oblitérante des membres inférieurs, il est recommandé d'associer les trois traitements suivant sur le long terme :
- Un antiagrégant plaquettaire : aspirine à faible dose (75 à 160mg/jour) ou clopidogel (75mg/jour)
- Une statine : démontré avec la simvastatine à 40mg/ jour chez les patients avec un cholestérol total supérieur à 1,35g/l
- Un IEC : démontré avec le ramipril à 10mg/jour d'instauration progressive par paliers de 2 ou 4 semaines

Bien entendu il faudra aussi intervenir sur les facteurs de risques : arrêt du tabac, IMC (indice de masse corporelle) inférieur à 25kg/m², équilibre glycémique, pression artérielle systolique inférieure à 140 mmHg par exemples. (3)

iv. Syndrome coronarien

50 à 70% des cas de sténoses coronariennes touchent les personnes de plus de 80 ans. En effet, le muscle cardiaque de la personne âgée est déjà affaibli et souffre déjà de modifications telles que l'hypertrophie.

Physiopathologie

Avec l'âge, la force musculaire cardiaque va diminuer rendant le cœur plus vulnérable. Les lésions d'athéroscléroses y sont plus diffuses que chez le sujet jeune. Cela va impliquer une atteinte de la microcirculation. On note un dysfonctionnement diastolique due à la fibrose et qui est aggravé par des poussées ischémiques, des poussées d'hypertension artérielle mal contrôlées. De plus, chez le patient âgé les artères coronaires sont plus calcifiées et les lésions sont plus nombreuses. (4)

Il existe différents angors qui sont divisés en deux groupes principaux : les angors stables et les angors instables. Les angors stables sont classés suivant leurs sévérités (5)

Classe I	Pas d'angor pour une activité physique normale ; angor pour un effort prolongé
Classe II	Angor pour activité physique normale
Classe III	Limitation marquée de la vie quotidienne
Classe IV	Angor au moindre effort ; angor de repos

L'angor stable traduit une ischémie myocardique réversible du à un déséquilibre entre apports et besoins du myocarde en oxygène.

L'angor instable est un syndrome coronarien aigu avec ou sans sus décalage du segment ST. L'angor instable est un syndrome coronarien aigu nécessitant une hospitalisation. En effet la plaque athéroscléreuse va se rompre et entrainer l'adhésion et l'agrégation plaquettaire. Cela va induire une thrombose par une occlusion coronaire. Un syndrome coronarien aigu sans sus décalage ST (SCA-ST-) est plus courant qu'un syndrome coronarien aigu avec sus décalage ST (SCA-ST+)

- SCA-ST- : le patient est atteint de douleurs thoraciques aigues mais avec une élévation non persistante du segment ST. Ces personnes présentent une dépression du segment ST transitoire ou persistante, une inversion de l'onde T, une pseudo-normalisation de l'onde T, ou aucun changement à l'ECG.

- SCA-ST+ : le patient est atteint de douleurs thoraciques aigues avec une élévation persistante du segment ST (plus de 20 minutes). Cela se traduit par une occlusion coronaire totale, et peut induire un infarctus du myocarde avec sus-décalage ST. C'est une urgence thérapeutique qui nécessite de passer une coronographie le plus vite possible. (7)

Traitement

Deux types de traitement existent dans la prise en charge thérapeutique. Il y a les traitements ayant pour but de diminuer les symptômes : on y retrouve les bétabloquants, les nitrés, les inhibiteurs calciques et les agonistes potassiques. Ensuite, il y a les traitements qui vont diminuer la mortalité et corriger les facteurs de risques cardiovasculaires, avec les bétabloquants, les antiagrégants plaquettaires, les statines, les agonistes des canaux potassiques et enfin les inhibiteurs de l'enzyme de conversion. (4)

v. Accidents vasculaires cérébraux

Physiopathologie

C'est une pathologie à prendre au sérieux à n'importe quel âge car les conséquences peuvent être importantes. 40% des patients décèdent dans l'année qui suit un AVC, et environs 25% en gardent des séquelles. Cependant l'âge est un marqueur important dans le pronostic vital. A 80 ans, le risque de décès 6 mois après un AVC est 15 fois plus élevé qu'à 65 ans.

Traitement

La prise en charge de l'accident vasculaire cérébral est globale. Elle consiste en un contrôle des facteurs de risques tels que l'hypertension artérielle, le tabac, le diabète, ou hypercholestérolémie. Pour ce dernier, les statines sont donc prescrites.

Les antiagrégants plaquettaires sont indiqués durant la phase aigue. En prévention secondaire, c'est l'aspirine qui est préconisé en première intention. Si il y a présence d'une AC/FA, se sont les AVK qui seront donnés comme anticoagulant avec un INR entre 2 et 3. (4)

3. Le système hépatique

a. Le foie de la personne âgée

Avec l'âge, la fonction hépatique n'est pas tellement modifiée par rapport à d'autres fonctions vitales. On note une augmentation du volume des cellules mais une réduction du nombre d'hépatocytes. Une diminution du nombre de mitochondries ainsi que du réticulum endoplasmique est observée en corrélation avec la concentration en cytochrome P450, essentiel dans le métabolisme de nombreux médicaments dont les statines.

Cela va limiter la formation normale des protéines et ralentir le métabolisme des substances nécessitant un premier passage hépatique. Il y a aura aussi une baisse de l'élimination des endotoxines et une altération du métabolisme du cholestérol. De ce fait, la concentration du cholestérol dans la bile va augmenter.

4. Le système rénal

a. Le rein de la personne âgée

Avec l'âge, le rein va aussi subir un vieillissement soit naturel, soit à la suite de pathologies telle que l'hypertension artérielle etc..... Le rein va se rétrécir, aux dépens du cortex, le nombre de glomérules et de néphrons va diminuer causant une dégradation du réseau vasculaire cortical. Toutes ces modifications sont accentuées par divers facteurs comme la nutrition ou des pathologies.

Le flux sanguin rénal va, lui, se réduire progressivement. Cela aura pour conséquence une augmentation des résistances vasculaires rénales impliquant aussi des modifications au niveau de la filtration glomérulaire et donc une perte de la capacité de concentration et dilution des urines. Dès 30 ans, on remarque un décroissement de l'activité rénale. Toutes ces modifications auront des répercutions métaboliques.

Comme Le rein est un organe essentiel dans l'élimination de beaucoup de médicaments, son vieillissement va impliquer des modifications de leurs cinétiques impliquant donc une adaptation de posologie.

b. Maladies rénales de la personne âgée

L'insuffisance rénale est la pathologie principale que l'on retrouve chez les personnes âgées. Cependant, la cause de cette maladie est souvent difficile à déterminer. On peut évoquer des néphropathies interstitielles ou des étiologies vasculaires telles que la sténose athéromateuse des artères rénales.

L'amylose ou la néphropathie glomérulaire sont aussi des pathologies que l'on peut retrouver chez les personnes âgées. Chez l'homme âgé, il faut aussi penser à vérifier la présence ou non d'une hypertrophie prostatique qui pourrait être un obstacle dans la fonction d'élimination. (8)

B. Le Cholestérol

La consommation quotidienne en lipides varie en fonction des facteurs sociaux, des habitudes alimentaires d'un pays mais aussi à l'intérieur d'un pays donné. En France, la consommation est de 100g/jour pour un adulte. Cette valeur est un peu plus élevée que les rations-types de 75g proposées comme meilleures pour la santé.

Les triglycérides représentent la majeure partie des lipides que l'on ingère. On les retrouve principalement dans le beurre, les huiles, les graisses ou la margarine. Seulement 15% du cholestérol sanguin provient de l'alimentation. Celui-ci est présent dans les œufs, les viandes et dans les abats. La consommation journalière est d'environ 0,5 g/jour. (9)

1. La synthèse du cholestérol

Le cholestérol joue un rôle important dans l'organisme. En effet il est un composant structural des sels biliaires, des hormones stéroïdes de la vitamine D et surtout, il est un élément majeur des membranes plasmiques. Cependant les cellules ont une capacité de stockage du cholestérol plutôt faible, sauf exception des hépatocytes, les adipocytes, les macrophages et les cellules stéroïdogéniques. Quand les cellules ont besoin de cholestérol, elles mettent en jeu un mécanisme de captation par des récepteurs spécifiques. C'est uniquement quand la quantité de cholestérol apportée par l'alimentation est trop faible que la synthèse endocellulaire est mobilisée. Elle se réalise au niveau des hépatocytes et des entérocytes à partir de l'acétyl-CoA principalement. Figure 3. Synthèse du cholestérol

Trois condensations successives d'acétyl-CoA vont donner le β-hydroxy-β-methyl-glutaryl-CoA autrement appelé l'HMG-CoA. Cette étape est catalysée par l'HMG-CoA synthétase. Le gène de la synthèse de cette enzyme est sous l'influence d'un rétrocontrôle du taux de cholestérol intracellulaire. Ainsi quand le cholestérol devient insuffisant, le gène est stimulé.

L'étape suivante dans la synthèse du cholestérol est l'action de l'HMG-CoA réductase qui va réduire l'HMG-CoA en mévalonate. Cette enzyme est aussi régulée par le taux de cholestérol intracellulaire. C'est une étape limitante dans la synthèse du cholestérol. (10)

Figure 3. Synthèse du cholestérol

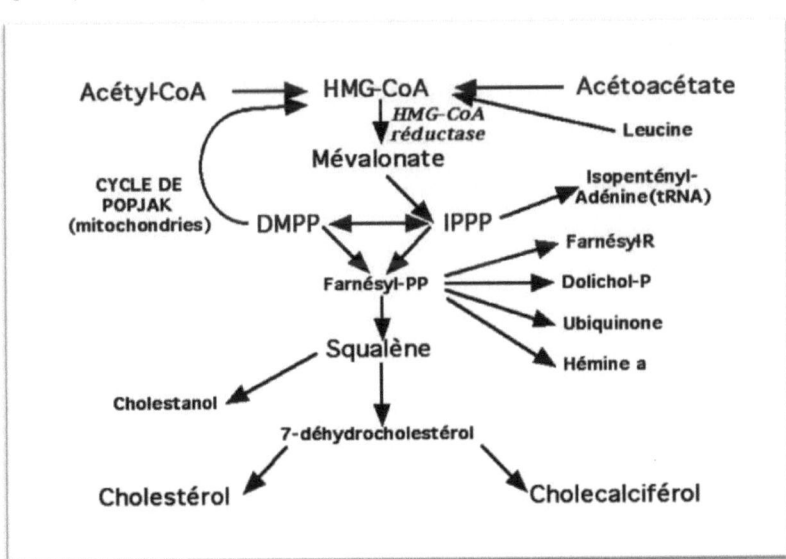

Le mévalonate subit ensuite deux phosphorylations ainsi qu'une décarboxylation. Cela entraine l'apparition isopenténylpyrophosphate (IPPP), qui est en équilibre avec le diméthylallyl-pyrophosphate (DMPP). Dans les tissus nerveux, une voie mineure permet la synthèse de l'HMG-CoA à partir du DMPP grâce au cycle de POPJACK. (11)

Une condensation d'un DMPP et d'IPPP donne le géranyl-pyrophosphate. Les différentes étapes intermédiaires conduisent à la formation de géranylgéranyl-pyrophosphate puis au farnésyl-pyrophasphate. Le squalène est le premier précurseur du cholestérol et des autres stérols comme la cholécalciférol (vitamine D).

Les fonctions métaboliques du foie sont primordiales pour le cholestérol. En effet le foie est le principal organe du métabolisme des lipides. Il est le siège de la β-oxydation et permet ainsi la formation de l'acétyl CoA à partir des acides gras. C'est aussi l'organe où ce déroule principalement la synthèse du cholestérol mais aussi le centre où a lieu la formation des lipoprotéines permettant le transport du cholestérol, des lipides et des acides gras. (12)

2. Transport du cholestérol

Puisque le cholestérol et les triglycérides sont hydrophobes ils ne peuvent pas circuler librement dans le sang. Il faut donc qu'ils soient liés à des petits complexes lipides-protéines appelés lipoprotéines. Grâce à ces complexes, les lipides sont solubles.

a. Structure d'une lipoprotéine

Toutes les lipoprotéines contiennent des triglycérides, des phospholipides et du cholestérol en plus des protéines. Une lipoprotéine est constituée d'un noyau hydrophobe comprenant des triglycérides et des esters de cholestérol. Ce noyau est entouré d'une monocouche de phospholipides, de cholestérol libre et d'apoliproprotéines qui sont des protéines amphiphiles (9). Figure 4. Représentation schématique d'une lipoprotéine

b. Classification des lipoprotéines

Une classification des lipoprotéines a été mise en place. Elle est basée sur les différences de densité. Ainsi une lipoprotéine qui contient un pourcentage important de lipides aura une densité plus faible. Et inversement, plus la part des protéines est grande, plus la densité de la lipoprotéine sera élevée. Quatre classes de lipoprotéines se distinguent : les lipoprotéines de haute densité (HDL « high-density lipoproteins »), les lipoprotéines de basse densité (LDL « low-density lipoproteins »), les lipoprotéines de très basse densité (VLDL « very low-density lipoproteins ») et les chylomicrons. Ces derniers constituent une classe à part et possède la plus faible des densités. (12)(Figure 5. Composition des lipoprotéines)

i. Lipoprotéines de haute densité : HDL

Les HDL sont des particules de petites taille mais très riches en une apoliprotéine échangeable, l'apo- AI. Le foie est à l'origine des enveloppes protéiques des HDL et les déverse dans la circulation sanguine. C'est ainsi que les particules de HDL se remplissent de cholestérol récupéré sur les cellules des tissus et des parois des artères. Elles assurent donc l'apport en matière première aux différents organes qui sont à l'origine des stéroïdes, mais elles apportent aussi l'excès de cholestérol au foie qui va pouvoir le dégrader et ensuite l'éliminer dans la bile. Les HDL sont protectrices vis-à-vis des risques vasculaires. (13)

i. Lipoprotéines de basse densité : LDL

Ces particules sont de tailles plutôt moyennes et sont riches en cholestérol et en apolipoprotéines B100 (13). La fonction des LDL est de transporter le cholestérol vers les tissus périphériques où il sera utilisé pour la synthèse des membranes ou des hormones. Les LDL ont aussi un rôle dans la synthèse intracellulaire du cholestérol (12). En effet les cellules qui ont besoin de cholestérol vont exprimer à leur surface des récepteurs pouvant capter les lipoprotéines riches en apoB et apoE. Il y aura internalisation des lipoprotéines et libération du cholestérol dans le cytoplasme par l'action des lysosomes (11).

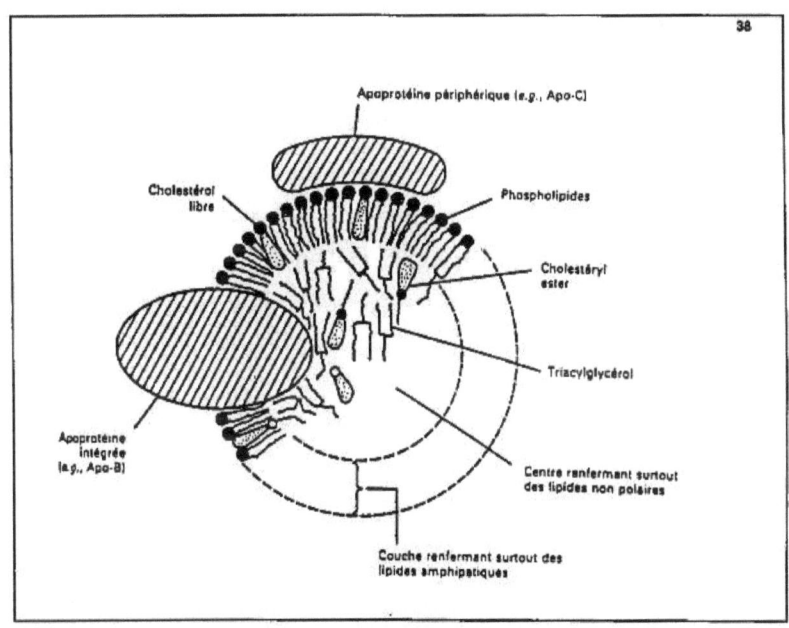

Figure 4. Représentation schématique d'une lipoprotéine

PROPRIETES DES LIPOPROTEINES DU PLASMA HUMAIN

Lipo-protéine	Densité (nm)	% protéines	% lipides	Principaux lipides	Principales apolipoprotéines
Chylomicrons	<0,99	2	98	TG	B48, C-II, C-III, A-I, A-IV
VLDL	0,99-1,006	10	90	TG	B100, C-II, E
IDL	1,006-1,019	20	80	TG	B100, E
LDL	1,019-1,063	25	75	Chol	B100, Lp(a)
HDL2	1,063-1,125	50	50	PL	A-I, A-II
HDL3	1,125-1,21	50	50	PL	A-I, A-II

Figure 5. Composition des lipoprotéines

ii. Lipoprotéines de très basse densité : VLDL

Le foie est le principal organe qui libère des VLDL. Se sont des grosses particules contenant principalement des triglycérides et un peu de cholestérol. On retrouve à leurs surfaces des apolipoprotéines B, C et E. On retrouve l'apoB48 dans les VLDL et l'apoB100 chez les LDL. Les VLDL ont pour but de transporter les triglycérides du foie vers les tissus périphériques et surtout vers le tissus adipeux (12).

iii. Chylomicrons

Ils représentent une classe à part et possèdent la densité la plus faible de toutes les lipoprotéines. Se sont de grosses particules très riches en triglycérides. Elles sont synthétisées au niveau de l'intestin. En période postprandiale elles permettent le transport des triglycérides vers les tissus adipeux (11). Les chylomicrons permettent le transport des lipides absorbés provenant du tube digestif (12).

iv. Cas particulier de la lipoprotéine (a).

Cette lipoprotéine est proche du LDL mais la différence réside dans la présence d'une glycoprotéine spécifique apo(a) qui est liée à l'apoB100 par un seul pont disulfure (13). Les effets de cette lipoprotéine sont redoutables car ils faciliteraient la formation de la plaque d'athérome. Chez l'homme, un taux élevé de lipoprotéine(a) peut faire doubler le risque de crise cardiaque avant 55 ans.

3. Le métabolisme

Le métabolisme des lipoprotéines est régulé par trois voies principales.

a. La voie exogène

Cette voie est focalisée sur les lipides alimentaires. La première étape est la formation des chylomicrons au niveau de l'intestin. Quand ils arrivent au niveau du plasma, ils acquièrent un activateur de la lipoprotéine lipase (LPL) l'apo CII, issu des HDL. Cette LPL va permettre hydrolyse des triglycérides des chylomicrons et libérer ainsi des acides gras nécessaires à la cellule. Cette étape favorise la libération des composants de la surface et induit la formation de HDL native. Les résidus seront, eux, éliminés grâces au récepteurs se situant au niveau hépatique et se liant à l'apoE : les LRP (low density lipoprotein receptor related protein) (13).

b. La voie endogène

La voie endogène permet un apport continu de triglycérides et de cholestérol aux différents tissus. Tout commence au niveau du foie avec la production des VLDL. Il va y avoir hydrolyse des triglycérides par la LPL donnant des particules résiduelles, les IDL, qui seront captées par les LRP du foie ou par des récepteurs des LDL par l'intermédiaire de l'apoE. Le produit final de cette voie est le LDL qui sera reconnu par son récepteur apoE/apoB. Ce récepteur identifie spécifiquement l'apo B100, et permet l'endocytose de toute la particule.

Les LDL peuvent être modifiés par des oxydations ou être tout simplement dégradés. Les récepteurs des LDL ne peuvent plus les reconnaitre. Ils seront donc pris en charge par des récepteurs scavenger (éboueur) se situant à la surface des macrophages. Les esters de cholestérol vont pouvoir s'y accumuler. Les macrophages peuvent se changer en cellules spumeuses au niveau des lésions initiales d'athérome (13).

c. La voie inverse

Cette dernière voie se focalise sur le retour au foie du cholestérol excédentaire qui n'a pas pu être retenu par les tissus périphériques. La lécithine-cholestérol-acyltransférase (LCAT) est une enzyme associée au HDL dans le plasma. En effet l'apo-AI va activer la LCAT.
Les esters de cholestérol vont alors intégrer le cœur de la particule qui va ainsi prendre une forme sphérique (HDL_3). Ces particules vont ensuite s'enrichir en apolipoprotéines apo-E, apo-C. il y aura aussi des échanges entre les esters de cholestérol des HDL_3 et les triglycérides des VLDL et des chylomicrons par l'action de la cholesteryl-ester transfer protein (CETP). On obtient alors des HDL_2. Ces nouvelles particules vont pouvoir être captées par le foie par l'intermédiaire de l'apo-E.

4. Valeurs de références

Classe de lipoprotéines	mmol/L	g/L
HDL	0,9- 1,6	0,35 – 0,62
VLDL	0,5 – 1,2	0,20 – 0,46
LDL	3,5 – 4,5	1,35 – 1,75
Chylomicrons	-	-

Les valeurs de références pour le cholestérol total sont comprises entre 4,4 et 6,2 mmol/L soit entre 1,7 et 2,4 g/L. Pour les triglycérides, les valeurs de références se situent entre 0,60 et 1,70 mmol/L soit entre 0,50 et 1,50 g/L. (14)

5. Classification des dyslipoprotéinémies

Une classification des différentes dyslipoprotéinémies familiales a été réalisée par Fredrickson, en voici le tableau récapitulatif : (15)

Type de la dyslipidémie	Caractéristiques biochimiques	Fraction lipoprotéiniques augmentée
I (hypertriglycéridémie exogène)	Sérum lactescent (crémage) cholestérol normal ou légèrement augmenté et triglycérides augmentés + à ++	Chylomicrons
IIa (hypercholestérolémie essentielle)	Sérum clair à jeun ; cholestérol augmenté, triglycérides normaux	LDL
IIb (hyperlipidémie mixte ou combinée)	Sérum opalescent à jeun ; cholestérol et triglycérides augmentés	LDL et VLDL
III (dysbetalipoprotéinémie)	Sérum opalescent à jeun, cholestérol et triglycérides augmentés	IDL
IV (hypertriglycéridémie endogène)	Sérum opalescent à jeun ; cholestérol normal ou modérément élevé et triglycérides augmentés	VLDL
V (hypertriglycéridémie mixte)	Sérum opalescent à lactescent ; cholestérol normal ou légèrement augmenté et triglycérides augmentés	Chylomicrons et VLDL

6. Facteurs de risques

Dans a prise en charge d'une dyslipidémie, certains facteurs de risques doivent être pris en compte pour le choix de l'objectif thérapeutique :

- Age :
    - Homme de 50 ans ou plus
    - Femme de 60 ans ou plus
- Antécédents familiaux de maladies coronaires précoces
    - Infarctus du myocarde ou mort subite avant 55 ans chez le père ou chez un parent du premier degré de sexe masculin
    - Infarctus du myocarde ou mort subite avant 65 ans chez la mère ou chez un parent du premier degré de sexe féminin
- Tabagisme actuel ou arrêté depuis moins de 3 ans
- Hypertension artérielle permanente traitée ou non
- Diabète de type 2 traité ou non
- HDL-cholestérol < 0,40 g/L (1,0 mmol/L) quel que soit le sexe

7. Prise en charge thérapeutique du patient dyslipidémique

La première étape dans la prise en charge est d'améliorer les règles d'hygiènes et d'alimentation du patient lorsque celui-ci présentre un LDL-cholestérol > 1,6 g/L ou s' il présente des facteurs de risques. Voici une échelle graduée des objectifs thérapeutiques que l'on souhaite atteindre (15).

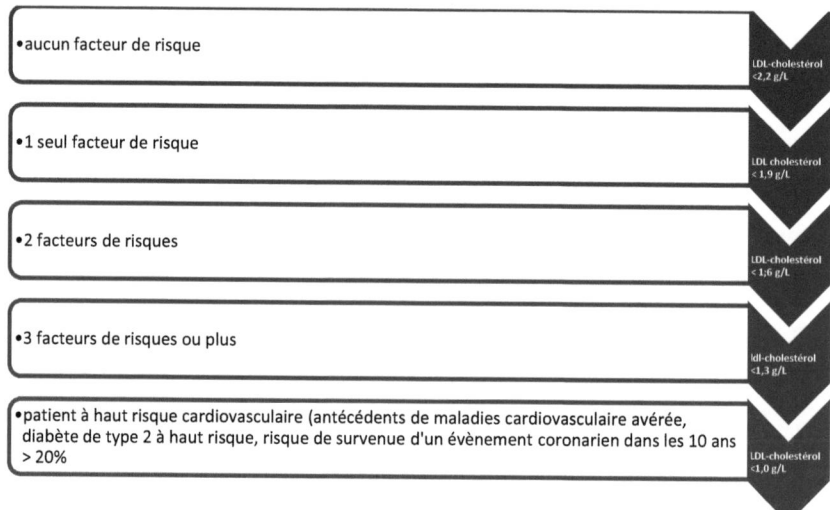

Si ces objectifs ne sont pas obtenus après la mise en place des règles hygiéno-diététiques, la mise ne place d'un traitement médicamenteux est envisagé.

8. Cholestérol chez le sujet âgé

L'âge est un élément de confusion important lorsque l'on souhaite étudier la cholestérolémie sur la morbidité et la mortalité. Plusieurs études ont été effectuées pour montrer le lien existant entre la mortalité et la cholestérolémie chez les personnes âgées. Cependant, les résultats des différentes études sont plutôt contradictoires. Certaines études n'ont pas pu montrer une liaison significative entre les taux de cholestérol et la mortalité chez des sujets âgés de plus de 65 ans et de 70 ans (16) (17). Dans une autre étude, cette fois ci chez des personnes de plus de 85 ans, les résultats sont même le contraire de ce que l'on attendait. En effet, avec une augmentation de 1nmol/L du cholestérol total, on note une diminution de 15% de la mortalité (18). Précisons qu'une autre étude a aussi confirmé ces résultats. Mais cette fois ci ils ont effectué des ajustements prenant en compte des marqueurs de mauvaise santé. Et contre toutes attentes un taux élevé de cholestérol devient un bon élément de prédiction de mortalité cardiovasculaire. Plus le taux de cholestérol diminue, plus le risque cardiovasculaire diminue aussi (19).

Le Honolulu Heart Program s'est proposé de mettre en avant la relation qu'il y a entre le cholestérol et toutes les causes de mortalité chez les personnes âgées (20). Les 3572 participants de cette étude furent divisés en 4 groupes selon leurs valeurs de cholestérol ; (2,09-4,32 ; 4,33-4,86 ; 4,87-5,43 ; 5,44-9,88 mmol/L). Il en résulte que les taux de mortalité ajustés selon l'âge sont de 68,3 ; 48,9 ; 41,1 et 43,3 pour les différents groupes formés. En prenant le groupe 1 comme référence, on trouve des risques relatifs de mortalité de 0,72, 0,60 et 0,65 pour les trois autres groupes. Ces données remettent en question le faite de chercher des valeurs du cholestérol faible chez les personnes âgées.

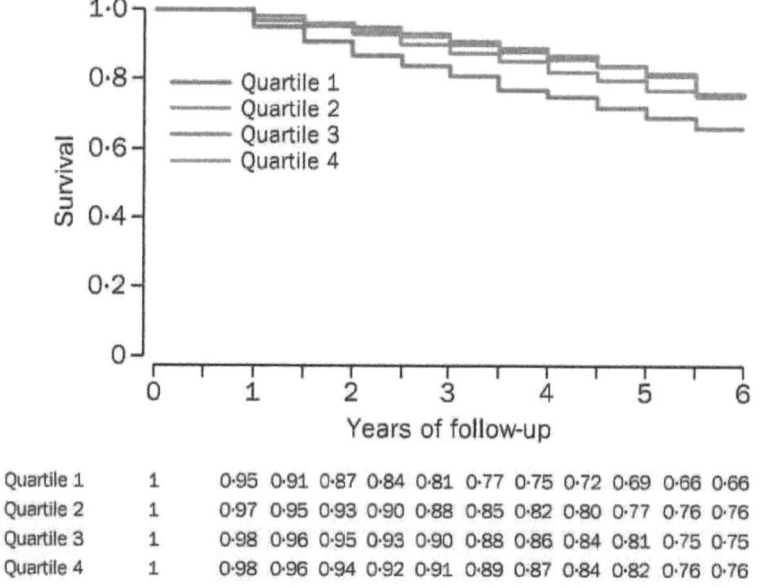

Quartile 1	1	0·95	0·91	0·87	0·84	0·81	0·77	0·75	0·72	0·69	0·66	0·66
Quartile 2	1	0·97	0·95	0·93	0·90	0·88	0·85	0·82	0·80	0·77	0·76	0·76
Quartile 3	1	0·98	0·96	0·95	0·93	0·90	0·88	0·86	0·84	0·81	0·75	0·75
Quartile 4	1	0·98	0·96	0·94	0·92	0·91	0·89	0·87	0·84	0·82	0·76	0·76

Figure 6: probabilité de mortalité par groupe de cholestérol. Honolulu 2001

D'autres études furent donc entreprises pour vérifier ces résultats. Une autre étude sur la relation entre le cholestérol et les causes de mortalités chez les personnes âgées furent publiés en 2005 (21). Cette étude concernait 2 277 personnes âgées entre 65 et 98 ans. Il en ressort que la relation entre le LDL-cholestérol et le risque de décès est plus important chez les jeunes personnes (<75 ans) que chez les personnes plus âgées (>75 ans). En ce qui concerne les triglycérides, le HDL-cholestérol et le cholestérol total, il n'y avait pas de différences selon l'âge.

	Age					
	65-74			≥75		
Quartile Range, mg/dL	At-Risk Population n	Deaths n (%)	Model 2* Rate Ratio (95% CI)	At-Risk Population n	Deaths n (%)	Model 2* Rate Ratio (95% CI)
Cholesterol						
1. ≤175	283	29 (10.2)	1.5 (0.8-2.9)	291	67 (23.0)	1.6 (1.03-2.5)
2. 176-199	285	26 (9.1)	1.4 (0.7-2.7)	277	50 (18.1)	1.0 (0.6-1.6)
3. 200-226	275	19 (6.9)	0.8 (0.4-1.6)	288	39 (13/5)	0.8 (0.5-1.2)
4. >226	281	16 (5.7)	1.0 P=.18	280	42 (15.0)	1.0 P=.006
Non-HDL cholesterol						
1. ≤126	292	31 (10.6)	1.7 (0.9-3.2)	284	69 (24.3)	1.9 (1.2-3.0)
2. 127-151	283	20 (7.1)	1.0 (0.5-2.0)	289	41 (14.2)	0.9 (0.6-1.5)
3. 152-176	276	23 (8.3)	0.9 (0.5-1.9)	283	47 (16.6)	1.2 (0.8-1.9)
4. >176	273	16 (5.9)	1.0 P=.20	280	41 (14.6)	1.0 P=.003
HDL cholesterol						
1. ≤37	298	30 (10.1)	1.1 (0.6-2.1)	309	63 (20.4)	1.4 (0.9-2.3)
2. 38-46	266	19 (7.1)	1.1 (0.5-2.2)	284	45 (15.8)	1.2 (0.7-2.0)
3. 47-56	286	22 (7.7)	0.9 (0.5-1.8)	259	48 (18.5)	1.2 (0.8-2.0)
4. >56	274	19 (6.9)	1.0 P=.94	284	42 (14.8)	1.0 P=.49
Triglycerides						
1. ≤98.9	283	26 (9.2)	1.2 (0.6-2.4)	284	45 (15.8)	0.8 (0.5-1.3)
2. 99.0-135.5	280	20 (7.1)	0.9 (0.5-1.8)	285	55 (19.3)	1.2 (0.8-1.9)
3. 135.6-191.2	281	23 (8.2)	1.1 (0.6-2.1)	283	51 (18.0)	1.2 (0.8-1.8)
4. >191.2	280	21 (7.5)	1.0 P=.81	284	47 (16.5)	1.0 P=.25
Low-density lipoprotein cholesterol						
1. ≤97.8	281	28 (10.0)	2.4 (1.2-4.9)	287	61 (21.3)	1.6 (1.02-2.6)
2. 97.9-120.6	282	26 (9.2)	1.7 (0.8-3.4)	281	57 (20.3)	1.3 (0.8-2.1)
3. 120.7-144	282	22 (7.8)	1.6 (0.8-3.3)	285	42 (14.7)	1.1 (0.7-1.8)
4. >144	279	14 (5.0)	1.0 P=.10	283	38 (13.4)	1.0 P=.15

Note: Cox proportional hazards model, with time to death as the time variable, as described in the text.
* Adjusting for age, sex, ethnic group, education, body mass index, apolipoprotein E, diabetes mellitus, heart disease, hypertension, stroke, cancer, and smoking.
CI = confidence interval; HDL = high-density lipoprotein.

Figure 7: Relation entre les lipides plasmatiques et la mortalité selon les différents groupes d'âge. JAGS 53: 219-226, 2005.

Les objectifs biologiques de la cholestérolémie que l'on impose chez les personnes âgées sont ceux que l'on doit aussi retrouver chez les personnes plus jeunes. Il faudrait les adapter, mais pour le moment, les études n'ont pas permis de trouver une valeur appropriée aux personnes de plus de 80 ans. (22)

La Société Européenne de cardiologie (ESC) ainsi que la Société Européenne d'Athérosclérose (EAS) ont publié en 2011 des recommandations sur la prise en charge de l'athérosclérose, dont une partie pour les personnes âgées. En effet, le nombre de personnes âgées dans notre société augmente considérablement. Plus de 80% des personnes qui décèdent d'une maladie de l'artère coronaire sont des personnes de plus de 65 ans. Il est donc important de tenir compte de cette classe de personnes dans les études et dans les recommandations officielles. Pour les personnes de plus de 80 ans, la prise en charge thérapeutique devient difficile et limitée. La décision revient au médecin traitant de mettre ne place ou non un nouveau traitement tout en évitant la poly médication et les interactions médicamenteuses. Ces recommandations sont un support pour eux pour prendre les bonnes décisions.

En prévention primaire les recommandations restent les même entre les personnes âgées et les personnes jeunes : il ne faut pas fumer, manger équilibré et peu gras, pratiquer une activité sportive régulière ainsi que la perte de poids. Une méta-analyse fut réalisée en 2009, regroupant les études publiées entre 1990 et novembre 2008. Ces études devaient comparer une statine par rapport à un placebo. 10 grandes études furent sélectionnées. Il en résulte qu'aucune hétérogénéité n'existe pour les personnes de plus de 65 ans. Cependant on peut tout de même en conclure qu'un traitement hypolipémiant en prévention primaire chez une personne âgée sans antécédents cardiovasculaires mais avec des facteurs de risques cardiovasculaires, n'aurait pas d'influence sur la durée de la vie de personne. Il réduirait les risques cardiovasculaires ainsi que la morbidité (23)

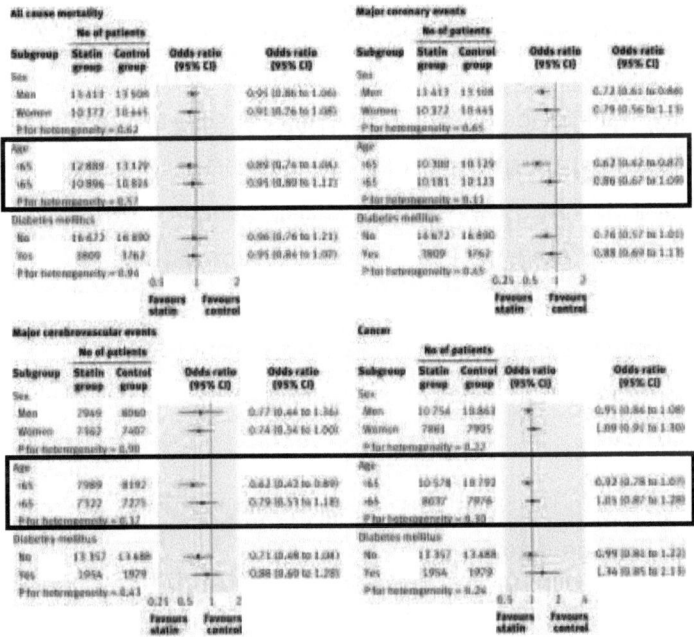

Figure 8:odds ratio (avec un intervalle de confidence de 95%) pour toutes les causes de mortalité, les événements coronariens, événements coronariens ainsi que les cancers. Résultats de la méta-analyse réalisée en 2009

C. Les statines

Les premières statines furent découvertes dans les années 1970 à partir d'un Penicillium et d'un Aspergillus. La toute première statine disponible en France fut la Simvastatine, suivie par la Pravastatine et la Fluvastatine. Ensuite ont été créées l'Atorvastatine ainsi que la Rosuvastatine. Il existait aussi la cérivastatine mais elle fut retirée du marché. Une nouvelle molécule, la pitavastatine est en cours d'essai (Figure 9: représentation des différentes statines).

1. Mécanisme d'action

Les statines sont des inhibiteurs de l'HMG-CoA réductase. Elles agissent de manière compétitive, spécifique et réversible. Les statines sont hydrolysées dans le foie. Elles vont ainsi inhiber la synthèse endogène du cholestérol au niveau de l'étape transformant l'HMG-CoA en acide mévalonique. Cette diminution de synthèse de cholestérol va entrainer une augmentation de l'expression des récepteurs du LDL : les récepteurs apo B100 et de l'apo E. Cela est possible par la levée du rétrocontrôle négatif exercé par le cholestérol intracellulaire (13). La conséquence est une réduction des taux circulants de LDL de 20 à 60% suivant les molécules. Cette diminution est accentuée par le fait que, puisque le cholestérol intracellulaire manque, la dégradation cellulaire de l'apo B augmente et la sécrétion de VLDL se verra donc réduite. Le LDL va donc chuter du fait de la diminution des VLDL (9). Le doublement de posologie d'une statine va inférer une réduction plus importante du LDL circulant, mais va aussi augmenter le risque d'effets secondaires.

Les statines vont induire ensuite une augmentation modérée des HDL de 5 à 12%, ainsi qu'une diminution variable des triglycérides avec un pourcentage entre − 5 et − 25% (24). Voici un tableau comparatif des diminutions du LDL-cholestérol que l'on peut observer avec les différentes statines (24)

Statines	Atorvastatine	Fluvastatine	Rosuvastatine	Simvastatine	Pravastatine
Effet sur le LDL-cholestérol	-39 à -55%	-22 à -35%	-45 à -55%	-28 à -46%	-20 à -40%

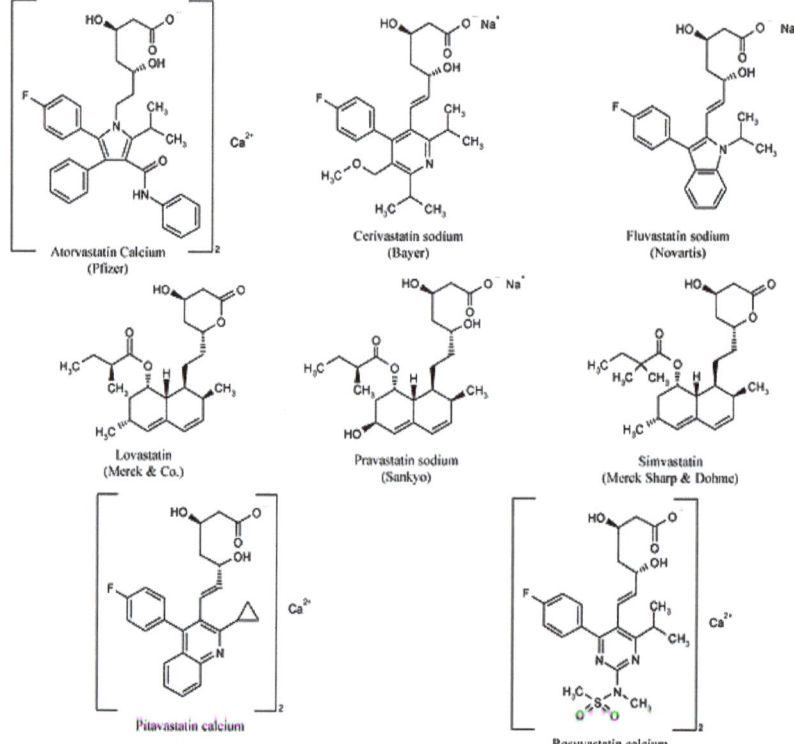

Figure 9: représentation des différentes statines

2. Pharmacocinétique

Les statines sont prescrites en monoprise par voie orale le soir car la synthèse endogène du cholestérol est principalement faite durant la nuit. Elles sont rapidement absorbées avec un T_{max} compris entre 1 et 2 heures suivant les molécules. La pravastatine ne subit pas de métabolisme par le cytochrome P450 3A4. Le métabolisme de la fluvastatine ainsi que la rosuvastatine n'implique quasiment pas le cytochrome P450 3A4.

Les statines sont fortement liées aux protéines plasmatiques, à l'exception de la Pravastatine. Les statines sont éliminées préférentiellement par voie rénale, sauf l'atorvastatine. La demi-vie d'élimination varie entre 14h pour l'atorvastatine et 1h pour la fluvastatine (25)

Propriété	L	S	P	F	A	R
Lipophilie	Oui	Oui	Non	Oui	Oui	Non
Demi-vie d'élimination (h)	3	2	1,8	1	14	19
% fixation aux protéines plasmatiques	>95	>95	Environs 50	>98	>98	90
Métabolites actifs	Oui	Oui	Non	Non	Oui	Non
Métabolisme par CYP450 3A4	Oui	Oui	Non	Non	Oui	Non
% élimination rénale	70	80	70	95	2	2

L=lovastatine, S= Simvastatine, P= Pravastatine, F= Fluvastatine, A= Atorvastatine, R= Rosuvastatine

3. Effets indésirables

La tolérance des statines est bonne, et les effets secondaires sont doses dépendants. Ces effets secondaires sont le plus souvent mineurs, cependant ils sont plutôt gênant et entrainent le changement du traitement s'ils persistent. Les effets les plus répertoriés sont les désordres gastro-intestinaux, les douleurs musculaires ainsi que les hépatites. De rares cas de pancréatites et neuropathies ont été signalés (13).

A l'instillation du traitement par les statines, les transaminases sont souvent modérément élevées atteignant deux à trois fois les valeurs limites supérieures normales. Les valeurs redeviennent normales dans les semaines après le début du traitement (9). Cependant si les valeurs des transaminases restent supérieures à trois fois la normale alors il faudra suspendre le traitement par les statines. En effet cette anomalie est réversible à l'arrêt du traitement (25).

Les statines peuvent donc aussi provoquer des myalgies et des douleurs au niveau des tendons. Dans ces cas, on note une élévation des créatines phosphokinases (CPK) au-delà de 1000 UI/L, pouvant entrainer une rhabdomyolyse. S'il y a atteinte des muscles striés, on note une augmentation des quantités de myoglobines dans le sang et les urines. La myoglobine s'accumule dans les reins, alors qu'elle est néphrotoxique et entraine une nécrose tubulaire aigue. On note aussi une augmentation des aldolases. Cela va entrainer des complications rénales se traduisant par une hyperkaliémie, une acidose métabolique, une hypocalcémie, une nécrose tubulaire aboutissant à une insuffisance rénale aigüe entrainant la mort si le traitement est maintenu (25). Donc une douleur musculaire signalée par le patient, ou une élévation de CPK à plus de cinq fois la valeur normale indiquent l'arrêt du traitement (9).

Une équipe de chercheurs s'est focalisée sur les complications musculaires déclenchées sous traitement par une statine (26). Au total 345 patients étaient sous statines (atorvastatine, simvastatine, pravastatine, fluvastatine ou rosuvastatine) et 85 avaient un placebo. Les résultats furent publiés en 2011. Ils montrent que 21% des patients sous statines et 5,9% des patients sous placebo ont remarqué des douleurs musculaires, une fatigue, une sensibilité, une rigidité, une faiblesse ou des crampes. Après un examen approfondi, il en résulte qu'une vraie faiblesse musculaire fut observée uniquement chez 15% (soit 3,2% du total de l'étude) des personnes sous statines qui ont déclaré un problème musculaire. Aucune faiblesse musculaire ne fut trouvée chez les patients sous placebo. Seulement 2 patients avaient une élévation du taux de CPK avec une valeur 3 ou 4 fois supérieure à la limite normale. Cependant une analyse complémentaire a révélé que chez les personnes âgées, un traitement prolongé par les statines (>10 ans), une IMC élevé, un diabète ou un antécédent d'accident vasculaire cérébral sont des facteurs qui augmentent significativement le risque de développer une faiblesse musculaire.

Variable	Univariate analysis			Multivariate analysis	
	N	n (%)	P-value	OR (95% CI)	P-value
Age (years)			0.952		
<60	171	35 (50.7)		1	
≥60	164	34 (49.3)		2.21 (1.12–4.35)	0.022
Duration of statin use (months)			0.002		
<10	166	24 (32.4)			
≥10	179	50 (67.6)		2.69 (1.30–5.57)	0.008
Stroke			0.807		
No	287	60 (82.2)			
Yes	58	13 (17.8)		6.62 (2.39–18.35)	<0.005
Diabetes			0.059		
No	145	23 (31.9)			
Yes	200	49 (68.1)		2.75 (1.29–5.87)	0.009
Body mass index (kg/m²)†	OR (95% CI): 0.90 (0.81–0.97)	0.011		0.89 (0.82–0.97)	0.013

CI, confidence interval; N, number of patients; OR, odds ratio.
*All variables shown were included together in the same model of the multivariate analysis; in the univariate analysis variables were tested separately.
†Continuous variable

Figure 10: effets secondaires musculaires selon les sous groupes. muscle nerve 2011

L'étude PROSPER (PROsperctive Study Of Pravastatin in the Elderly Risk) (27) a montré une augmentation du nombre de cancer chez les personnes âgées traitées par Pravastatine. En effet le diagnostic d'un nouveau cancer était 25% plus fréquent dans le groupe traité par la pravastatine. Ils réalisèrent donc une méta-analyse en comparant les résultats des autres études. Cette méta analyse n'a pas pu mettre en évidence une augmentation du risque de cancer avec une statine.

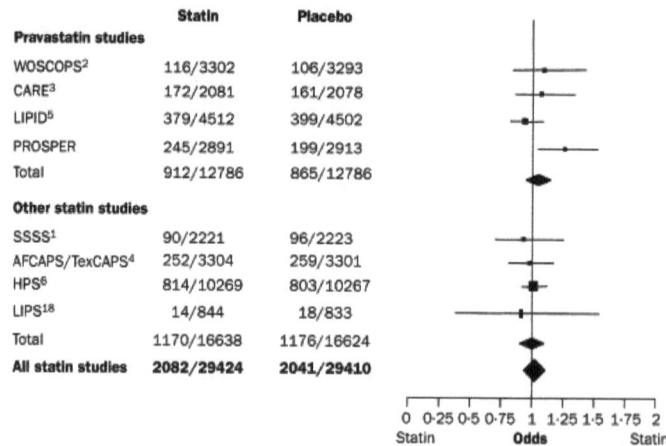

Figure 11: méta-analyse de l'incidence d'apparition d'un cancer suite à un traitement par une statine. PROSPER 2002

L'étude RIKS-HIA (Register of Information and Knowledge About Swedish Heart Intensive Care Admissions) fut réalisée pour analyser l'association d'un traitement par les statines avec toutes les causes de mortalité, mortalité cardiovasculaire et mortalité par cancer sur 14 907 patients de plus de 80 ans (28). Tous ces patients furent admis après le diagnostic d'un infarctus du myocarde. Ils furent divisés en 3 groupes, ceux qui ont survécu à l'analyse (groupe A), ont été exclus ceux décédés dans les 14 jours (groupe B) et enfin ont été exclus ceux qui sont décédés durant les 365 jours (groupe C). Toutes les causes de mortalités ont été abaissées significativement par un traitement par une statine à la fin de l'étude pour les 3 groupes. Il en est de même pour la mortalité cardiovasculaire. Cependant concernant le risque de cancer on ne note pas d'augmentation quand la personne prend une statine.

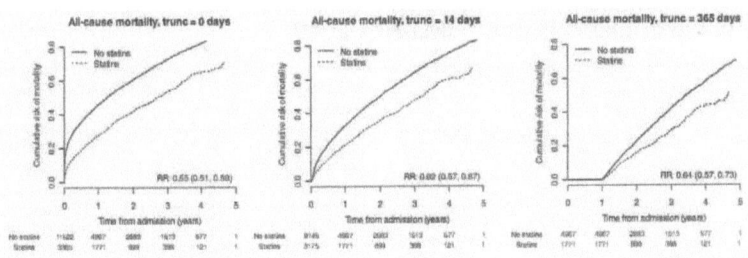

Figure 12: résultats pour toutes les causes de mortalités pour les groupes A, B et C. RIKS-HIA 2010

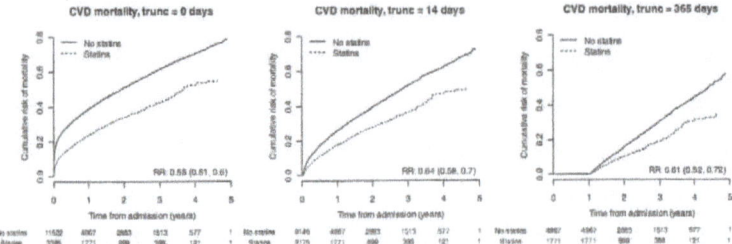

Figure 13: résultats pour la mortalité du à des accidents vasculaires cérébraux pour les groupes A,B et C. RIKS-HIA 2010

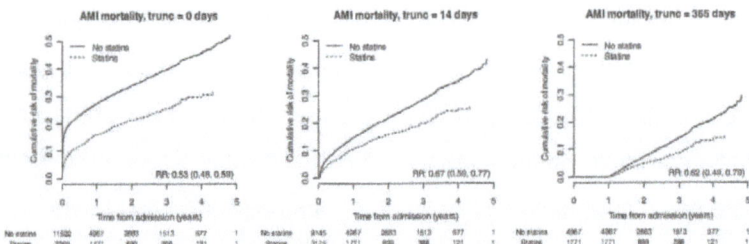

Figure 14: résultats pour la mortalité du à un infarctus du myocarde pour les groupes A,B et C. RKS-HIA 2010

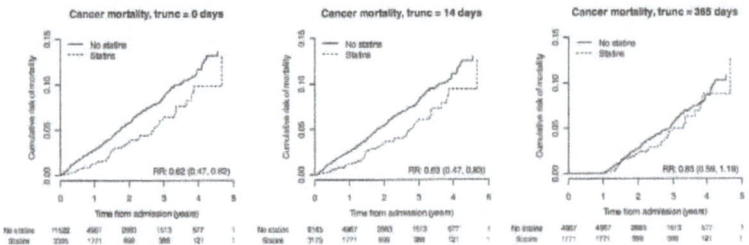

Figure 15: résultats pour la mortalité du à un cancer pour les groupes A, B et C. RIKS-HIA 2010

La surveillance durant un traitement par des statines comporte donc un suivi des transaminases ainsi que des CPK. La surveillance doit être encore plus rigoureuse si le patient est polymédiqué, si c'est une personne âgée, ou s'il y a présence de pathologies associées (13).

4. Contre-indications

Les inhibiteurs de l'HMG-CoA réductase sont contre-indiqués en cas d'affections hépatiques évolutives ou de myalgie. Si la personne présente un risque d'insuffisance rénale, il est préférable d'envisager un autre traitement. En absence de données précises, les statines ne doivent pas être prescrites chez la femme enceinte et chez la femme allaitant (25).

5. Interactions médicamenteuses

La simvastatine et l'atorvastatine sont métabolisées par le cytochrome P450 3A4. Des substances peuvent inhiber ce système et donc augmenter la concentration plasmatique en statine. Cela aura pour conséquences d'accroître le risque d'effets secondaires et principalement la rhabdomyolyse. Ces substances sont certains antibiotiques et antifongiques (kétoconazole et itraconazole sont totalement contre indiqués), la ciclosporine, l'amiodarone la cimétidine. Mais il existe aussi des substances qui sont, elles, des inducteurs enzymatiques du cytochrome P450 et elles vont donc diminuer plus rapidement le taux circulant des statines. C'est le cas des barbituriques, de la carbamazépine et encore de la rifampicine.

Pour contrer toutes ses complications, il est envisageable de remplacer la statine mise en place par la pravastatine, qui n'est pas métabolisée par ce cytochrome.

L'association d'AVK doit aussi induire une surveillance plus accrue de l'INR et des prothrombines car les statines vont augmenter l'effet anticoagulant de ces molécules (9).

L'association des statines avec des fibrates ou à l'acide nicotiniques est déconseillée car elle potentialiserait le risque d'une atteinte musculaire. En cas d'une dyslipidémie sévère, cette association peut être proposée mais avec un suivi biologique strict des transaminases et des CPK (25).

6. Effets pléiotropes des statines

Les statines ne vont pas agir uniquement sur le cholesterol. En effet elles possèdent des effets protecteurs cardiovasculaires. C'est pour cette raison que les statines sont régulièrement prescrites en cardiologie.

Les statines ont donc pour effet d'agir sur la plaque d'athérome en stabilisant et en provoquant une diminution de la concentration en LDL-cholestérol dans les cellules spumeuses (macrophages et cellules musculaires lisses vasculaires). L'activité des macrophages en sera réduite, et on notera donc une diminution des de l'activité de ces cellules spumeuses.

Les statines ont aussi un effet sur la fonction endothéliale. La baisse des LDL oxydés va impliquer une diminution de leur effet inhibiteur sur le monoxyde d'azote synthase. Cette enzyme est nécessaire à la transformation de la L-arginine en monoxyde d'azote. Les statines vont donc accroître la concentration de la NO synthase, d'où une augmentation du NO et ainsi une amélioration des parois des vaisseaux.

En inhibant l'HMG-CoA, les statines vont aussi diminuer l'acide mévalonique et ses dérivés isoprénoïdes. Or, ces dérivés sont impliqués dans la transduction des signaux de facteurs de croissance.

Tous ces effets non hypolipémiants sont appelés les effets pléiotropes des statines.

7. Equivalence des statines.

Un article publié dans le *Journal of Pharmacy and Therapeutics* en 2010 se proposait d'analyser différentes publications et études pour pouvoir comparer leurs efficacités et déterminer ainsi les différentes doses équivalentes des statines pour maintenir un taux de LDL-Cholestérol identique. En voici le protocole et les résultats qui en découlent.

a. Protocole

Les études utilisées pour cette méta-analyse sont assez diversifiées, et s'étalent sur une période de 1966 à 2006. Ils ont formés deux groupes principaux. Le premier regroupe les doses des statines qui permettent de diminuer de 20-30% le taux de LDL-C, le second diminue de 30-40% le taux de LDL-C. Un troisième groupe a été créé ultérieurement pour les statines qui diminuent le taux de LDL-C de plus de 40%.

b. Résultats

Après de nombreuses comparaisons, voici les résultats (figure1) sous la forme de graphiques. Ils ont regroupé les valeurs obtenues avec les différentes doses des statines pour diminuer les taux de LDL-C et TG et pour l'augmenter des taux de HDL. Les lettres A, F, L, P, S, R représentent les différentes statines (dans le même ordre : atorvastatine, fluvastatine, lovastatine, pravastatine, simvastatine, et rosuvastatine). Les chiffres à côté des lettres, eux, représentent la dose utilisée pour obtenir ces résultats.

Grâce à ces graphiques, (Figure 16: variation du LDL, HDL, et TG dans différentes études) on remarque qu'il n'y a pas de différences significatives en ce qui concerne la diminution des triglycérides (TG) ainsi que pour l'augmentation du bon cholestérol (HDL-C). Toutes les statines sont donc équivalentes dans ces deux domaines.

Par contre, pour le LDL-C, les statines à doses différentes, n'agissent pas avec la même intensité sur le taux circulant. (Figure 17: tableau comparatif des statines)

Pour une diminution de 20-30% du LDL, il faut substituer fluvastatine 40mg, lovastatine 10/20mg, pravastatine 20/40 mg et simvastatine 10mg. Mais pour une diminution de 30-40% du LDL, il est possible de substituer atorvastatine 10mg, fluvastatine 80mg, lovastatine 40/80 mg et simvastatine 20mg entre elles. Seules l'atorvastatine et la rosuvastatine ont une équivalence pour une diminution supérieure à 40% du LDL. (29)

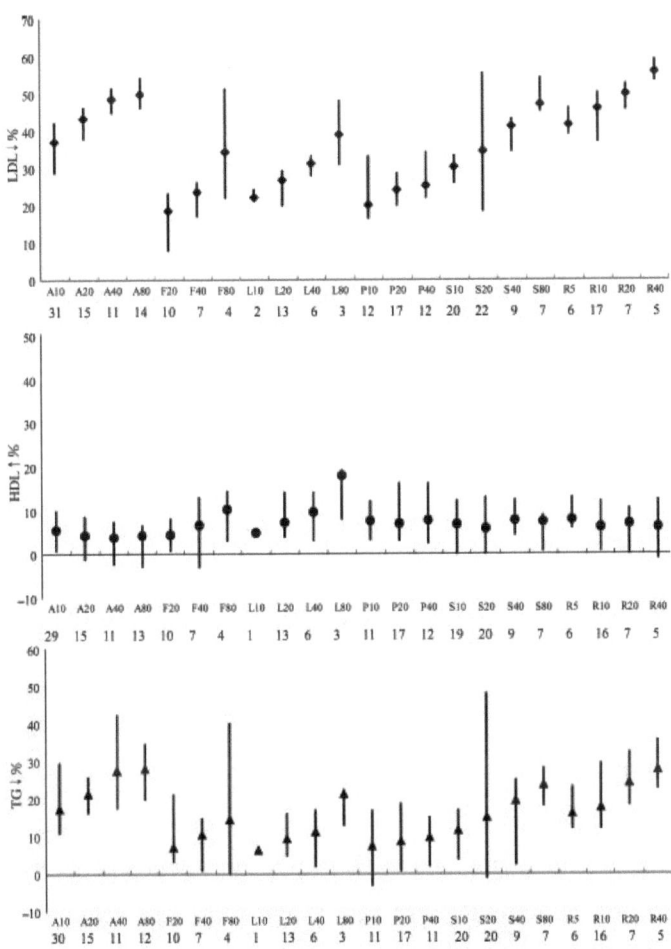

Figure 16: variation du LDL, HDL, et TG dans différentes études

LDL reduction (%)	Atorvastatin (mg)	Fluvastatin (mg)	Lovastatin (mg)	Pravastatin (mg)	Rosuvastatin (mg)	Simvastatin (mg)
>40	>20	–	–	–	>5	>40
30–40	10	80	40/80	–	–	20
20–30	–	40	10/20	20/40	–	10
<20	–	20	–	10	–	–

Figure 17: tableau comparatif des statines

Les statines ont le même effet en ce qui concerne les taux circulants des triglycérides ou des HDL. Cependant pour le taux de LDL, l'effet des statines varie selon la molécule et la dose. Voici donc un tableau comparatif pour pouvoir facilement trouver les doses équivalentes entre les statines :

	A	**F**	**P**	**S**	**R**
Posologie	10 mg	80 mg	40 mg	20 mg	5 mg

L'étude PROVE IT-TIMI 22 (Pravastatin or Atorvastatin Evaluation and Infection Therapy-Thrombolysis In Myocardial Infarction 22) propose de comparer l'atorvastatine 80 mg, traitement hypolipémiant intense, avec la pravastatine 40mg, traitement hypolipémiant modeste pour diminuer les risques d'évènements cardiaques après un syndrome coronarien aigu. Il en résulte que l'atorvastatine va diminuer significativement le risque d'un nouvel évènement, mort, infarctus du myocarde, syndrome coronarien aigu, accident vasculaire cérébral qui nécessite une hospitalisation, une revascularisation 30 jours après le syndrome coronaire aigu. (30)

	Evénements initiaux		Evénements supplémentaires			Evénements totaux		
	P 40mg	A 80mg	P 40mg	A 80 mg	Valeur P	P 40mg	A 80mg	Valeur P
Tout	537	464	340	275	0.009	877	739	0.001
Mort	49	32	18	15	0.568	67	47	0.053
Infarctus du myocarde	21	103	64	57	0.472	185	160	0.218
Accident vasculaire cérébral	14	17	7	8	0.821	21	25	0.529
Angor instable, hospitalisation	77	66	46	18	0.001	123	84	0.009
Revascularisation >30 jours	276	246	205	177	0.127	481	423	0.081

Figure 18: événements pour une thérapie randomisée. PROVE IT-TIMI 22 ; 2009.

8. Statines et personnes âgées

Depuis déjà plusieurs années, les statines sont la source de multiples études et articles. Cependant la population des personnes âgées n'est pas toujours bien distinguée des autres tranches d'âges.

a) 4S

L'étude 4S (Scandinavian Simvastatin Survival Study) réalisée chez 4444 patients âgées de 35 à 70 ans avec un angor stable ou antécédent d'infarctus du myocarde récent et ayant une hypercholestérolémie, fut réalisée en multicentrique randomisée en double insu versus placebo. Les patients ont reçu soit le placébo soit de la simavastatine 20 ou 40mg par jour. A la fin de l'étude les résultats ont révélé une diminution significative de 42% du risque relatif de malades coronarienne chez les personnes de plus de 65 ans quel que soit le sexe de la personne. (31)

	patient, n(%)		RR	CI (95%)	P
	simvastatine	placebo			
âge ≥ 65 ans	n = 518	n = 503			
toutes les causes de mortalité	67 (12.7)	96 (19.1)	0.66	0.48-0.90	.009
maladie coronarienne mortelle	44 (8.5)	73 (14.5)	0.57	0.39-0.83	.003
évènements coronariens	122 (23.6)	168 (33.4)	0.66	0.52-0.84	<.001
infarctus du myocarde non fatal	89 (17.2)	122 (24.3)	0.67	0.51-0.88	.004
maladies coronariennes aigue	176 (34.0)	238 (47.3)	0.66	0.55-0.81	<.001
athérosclérose	204 (39.4)	271 (53.9)	0.67	0.56-0.81	<.001
procédure de revascularisation	51 (9.9)	80 (15.9)	0.59	0.41-0.84	.003

Figure 19: résultats de l'étude 4S pour les personnes de plus de 65 ans.

b) WESCOPS

L'étude WESCOPS (the West of Scotland Coronary Prevention Study) fut menée chez 6595 personnes âgées de 45 à 64 ans. Le but de cette étude était de montrer l'intérêt d'un traitement hypocholestérolémiant chez des hommes sans antécédents d'infarctus du myocarde. Ces personnes on reçu soit de la pravastatine à 40mg/jour ou un placebo. Après 5 ans d'études, les résultats montrent une diminution de 26% du LDL-cholestérol, une diminution de 20% du cholestérol total et une augmentation de 5% du HDL-cholestérol.

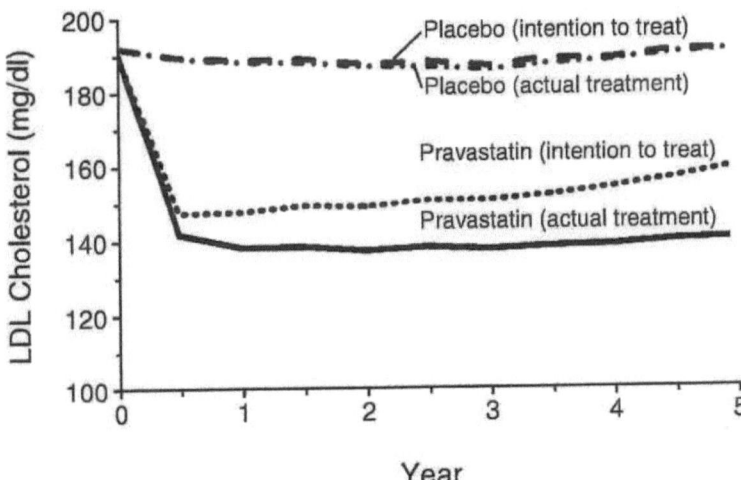

Figure 20: effet de la pravastatine sur le taux plasmatique du LDL-cholestérol. WESCOPS 1995

En comparant avec le placebo, la pravastatine a diminué significativement le risque primaire d'un infarctus du myocarde non fatal et d'une mort par maladie coronarienne de 31% (P<0,001). En ce qui concerne la revascularisation, la diminution est de 37%, et de 22% pour la mortalité cardiovasculaire par rapport au groupe placebo. Cependant on ne note pas de différences significatives pour la réduction totale de la mortalité non cardiovasculaire. L'étude WESCCOPS a créé des sous-groupes dont celui selon l'âge : plus ou moins de 55 ans. On note une différence significative pour les deux sous-groupes. La pravastatine a donc un effet positif sur la diminution du nombre d'évènements cardiovasculaires. (32)

Variable	Subgroup	No. of Subjects	Placebo	Pravastatin	P Value*	Risk Reduction with Pravastatin (95% CI)
			no. of events (absolute % risk at 5 yr)			%
Age	<55 yr	3225	96 (6.1)	57 (3.5)	0.0024	40 (16 to 56)
	≥55 yr	3370	152 (9.8)	117 (7.3)	0.0089	27 (8 to 43)
Current smoking status	Nonsmoker	3687	104 (6.0)	74 (4.3)	0.016	31 (6 to 48)
	Smoker	2905	144 (10.4)	100 (7.0)	0.0035	31 (12 to 47)
Multiple risk factors†	Absent	5401	178 (6.9)	114 (4.4)	<0.001	37 (20 to 50)
	Present	1194	70 (12.7)	60 (10.2)	0.20	20 (−13 to 43)
Cholesterol level‡	<269 mg/dl	3192	122 (8.1)	80 (5.4)	0.0019	36 (15 to 51)
	≥269 mg/dl	3403	126 (7.8)	94 (5.6)	0.021	27 (4 to 44)
LDL cholesterol level‡	<189 mg/dl	3211	110 (7.6)	71 (4.9)	0.0025	37 (15 to 53)
	≥189 mg/dl	3384	138 (8.3)	103 (6.1)	0.016	27 (6 to 43)
HDL cholesterol level‡	≥43 mg/dl	3304	99 (6.2)	66 (4.3)	0.011	33 (9 to 51)
	<43 mg/dl	3291	149 (9.7)	108 (6.7)	0.0035	31 (11 to 46)
Triglyceride level§	<148 mg/dl	3239	98 (6.3)	72 (4.4)	0.024	29 (4 to 48)
	≥148 mg/dl	3356	150 (9.4)	102 (6.6)	0.0025	32 (12 to 47)
Prior vascular disease	Absent	5529	183 (7.0)	125 (4.7)	<0.001	33 (15 to 46)
	Present	1066	65 (12.8)	49 (9.6)	0.075	29 (−4 to 51)

Figure 21: résultats selon les sous groupes, dont l'âge. WESCOPS 1995.

c) CARE

En ce qui concerne l'étude CARE (Cholesterol a d Reccurent Event), elle regroupe 4159 patients de 21 à 75 ans, ayant eu un infarctus du myocarde entre 3 et 20 mois avant le début de l'étude. Ils furent traités par la pravastatine 40mg/jour ou par un placebo. Il en résulte une diminution significative de 32% du LDL-cholestérol pour le groupe traité par la pravastatine par rapport au groupe placebo. La diminution est de 20% pour le cholestérol et de 14% pour les triglycérides. Le HDL-cholestérol, lui, a augmenté de 5% (P<0,001 pour toutes les comparaisons).

Pour les évènements coronariens aigus, l'étude CARE a classé les résultats selon différents sous-groupes, dont un selon l'âge. On remarque que chez les personnes de plus de 60 ans, le risque d'un évènement coronarien aigu est diminué de 27% si la personne prend de la pravastatine (P<0,001

Tableau 3: évènements coronariens aigus selon les sous groupes, ici l'âge; CARE 1996

Age	Nombre de personnes		Nombre d'évènements coronariens aigus (%)		Réduction du risque (95% CI)	Valeur de P
	Placebo	Pravastatine	Placebo	Pravastatine		
< 60 ans	1003	1027	258 (26)	217 (21)	20 (4 à 33)	0,02
>60 ans	1075	1054	291 (27)	213 (20)	37 (12 à 38)	<0,001

d) LIPID

L'étude LIPID (Long Term Intervention with Pravastatin in Ischemic Disease) (33) s'est focalisée sur l'intérêt de la pravastatine en prévention secondaire. 9014 personnes participèrent à cette étude. Elles étaient âgées de 31 à 75 ans, et présentaient un antécédent d'infarctus du myocarde ou un angor instable dans les 3 à 36 mois avant le début de l'étude. Un groupe recevait de la pravastatine à 40 mg par jour et l'autre groupe un placebo. A la fin de l'étude, par rapport au groupe placebo, le cholestérol total fut diminué de 18% (P<0,001), le LDL-cholestérol de 25%(P<0,001) et les triglycérides de 11%(P<0,001). Pour le HDL-cholestérol il fut augmenté de 5%(P<0,001).

Du point de vue cardiaque, la mort due à une maladie coronarienne fut abaissée de 24%(P<0,001) pour le groupe traité par la pravastatine par rapport au groupe placebo.

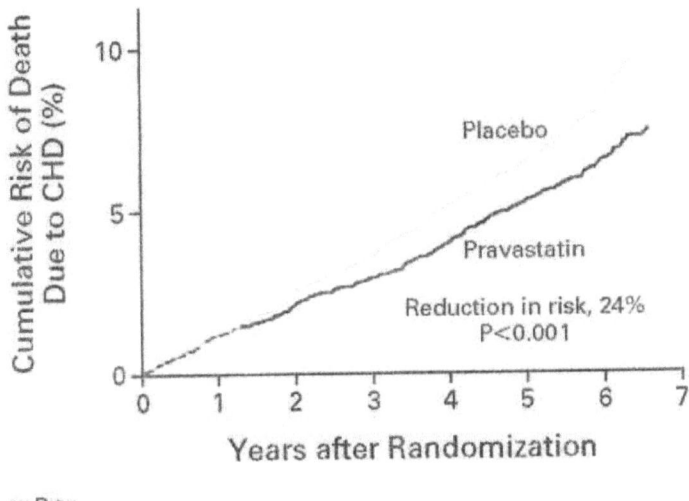

Figure 22: effet de pravastatine sur la mort dut à une maladie coronarienne. LIPID 1998.

La mortalité totale est diminuée de 22%(P<0,001), le nombre d'infarctus du myocarde est diminué de 24%(P<0,001) et celui d'accident vasculaire cérébral de 19% (P<0,048).

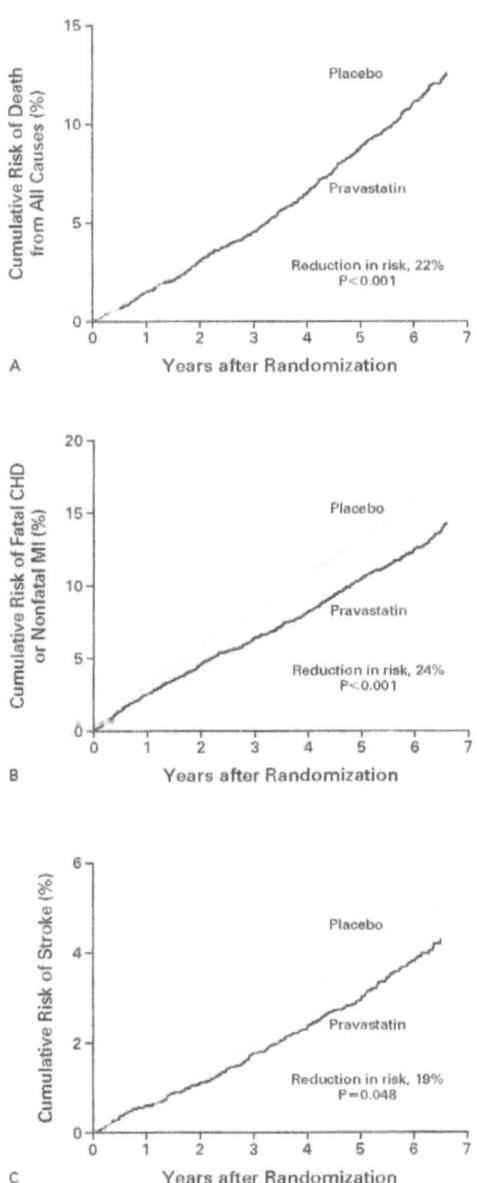

Figure 23: effet de la pravastatine sur toutes les causes de mortalité (A), sur infarctus non fatal du myocarde(B), et les accidents vasculaires cérébraux (C). LIPIDS 1998.

Mais l'étude LIPID a aussi regroupé les résultats selon des sous-groupes dont celui selon l'âge.

Tableau 4: nombre d'évènements coronariens aigus selon les sous groupes, ici l'âge. LIPID 1998

Age	Nombre de personnes		Nombres d'évènements coronariens aigus (%)		Réduction du risque (CI 95%)
	Placebo	Pravastatine	placebo	Pravastatine	
< 55 ans	1021	1065	132 (13)	96 (9)	32 (12 à 48)
55- 64 ans	1708	1706	234 (14)	191 (11)	20 (3 à 34)
65- 69 ans	1087	1081	203 (19)	151 (14)	28 (11 à 48)
>70 ans	686	660	146 (21)	119 (18)	15 (8 à 33)

e) AFCAPS/TEXCAPS

Vient ensuite l'étude AFCAPS/TEXCAPS (Air Force/Texas Coronary Atherosclerosis Prevention Study) (34) qui se concentre sur la prévention primaire des statines. Elle se propose de comparer la lovastatine (20 ou 40mg par jour) par rapport à un placebo chez 5608 hommes et 997 femmes de 45 à 75 ans. A la fin de l'étude, en comparant avec le groupe placebo, la lovastatine a diminué de 18% le cholestérol total, de 25% le LDL-cholestérol, de 15% les triglycérides et augmenté le HDL cholestérol de 6%.

Sinon la revascularisation est diminuée de 33% (P<0,001), le risque d'infarctus fatal ou non du myocarde est diminué de 40% (P<0,002), celui d'un angor instable est diminué de 32 (P<0,02). En ce qui concerne les évènements cardiovasculaires et coronariens le risque est diminué de 25%.

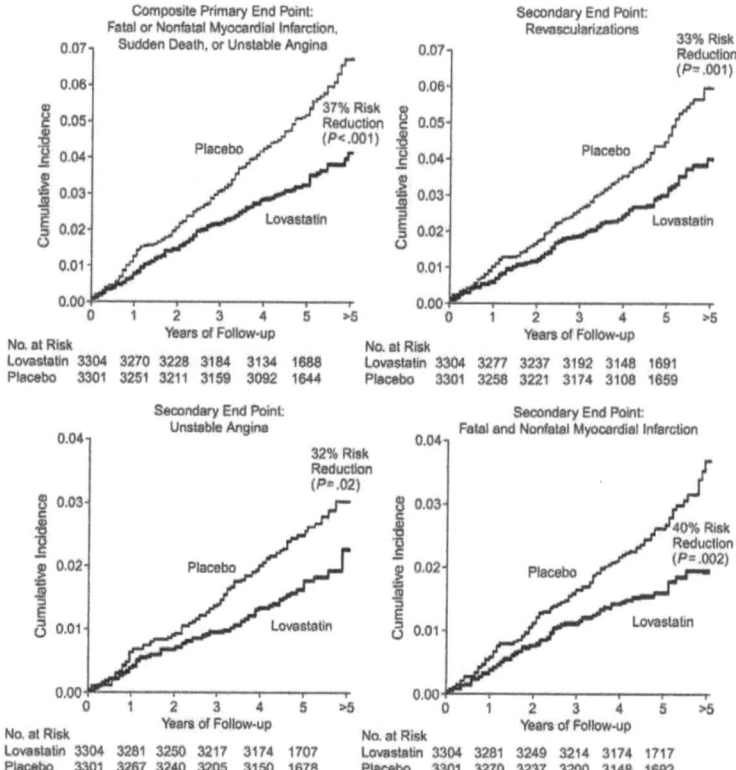

Figure 24: effet de la lovastatine sur différents points cardiologiques. AFCAPS/TEXCAPS 1998.

Cette étude a aussi procédé à une comparaison d'apparition d'un évènement cardiologique selon différents sous-groupes dont celui de l'âge. Il en résulte que la lovastatine diminue le risque d'un évènement par rapport au placebo.

Characteristic	N	No. of Events Lovastatin	No. of Events Placebo
Sex			
Male	5608	109	170
Female	997	7	13
Age			
≤Median	3425	38	71
>Median	3180	78	112
Smoker			
Yes	818	17	36
No	5787	99	147
Hypertension			
Yes	1448	38	62
No	5157	78	121
Family History of CAD			
Yes	1035	25	37
No/unknown	5570	91	146
Non-Insulin-Dependent Diabetes			
Yes	155	4	6
No	6450	112	177
LDL-C Tertile, mmol/L (mg/dL)			
<3.67 (≤142)*	2210	37	54
3.67-4.05 (143-156)	2196	33	52
>4.05 (≥157)†	2199	46	77
HDL-C Tertile, mmol/L (mg/dL)			
<0.89 (≤34)*	2115	40	71
0.89-1.02 (35-39)	2347	41	68
>1.02 (≥40)†	2143	35	44

■ Lovastatin Events   □ Placebo Events

Figure 25: comparaison entre la lovastatine et un placebo sur l'apparition d'un évènement cardiovasculaire selon différents sous groupes. AFCAPS/TEXCAPS 1998

f) MIRACL

MIRACL (Myocardial Ischemia Reduction with Aggressive Cholesterol Lowering) (35) se propose de tester l'atorvastatine chez 3086 personnes âgées de 18 ans et plus. (la moyenne d'âge est de 65 ans). Le traitement par 80mg d'atorvastatine ou d'un placebo devait commencer entre 24 et 96h après leur hospitalisation suite à un angor instable ou un infarctus du myocarde sans onde Q.

Après 6 semaines de traitement, les niveaux les plus bas du cholestérol total, du LDL-cholestérol et des triglycérides sont atteints. A la fin de l'étude, le LDL-cholestérol est diminué de 12% pour le placebo et de 40% avec l'atorvastatine. Les triglycérides sont diminués de 9% pour le placébo et de 16% pour l'atorvastatine. En ce qui concerne le HDL-cholestérol il n'y a pas de différences significatives.

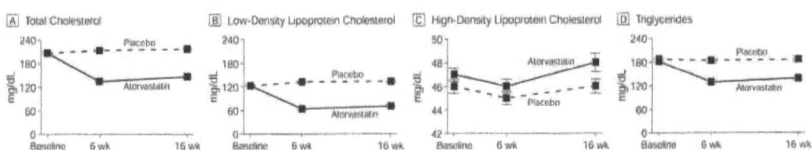

Figure 26: effet de l'atorvastatine sur les lipides. MIRACL 2001

Dans les 16 semaines qui suivirent la mise en place du traitement, l'atorvastatine réduit de manière significative l'apparition d'un nouvel évènement cardiaque (P=0.048). Cependant il n'y a pas eu de différence significative pour le risque de mort, pour les infarctus non fatal du myocarde ou d'un arrêt cardiaque non mortel, ou pour la revascularisation coronarienne.

	No. (%) of Patients		
Event	Placebo (n = 1548)	Atorvastatin (n = 1538)	RR (95% CI)†
Primary Outcome			
Death and/or nonfatal acute MI	169 (10.9)	155 (10.1)	0.92 (0.75-1.13)
Death	68 (4.4)	64 (4.2)	0.94 (0.67-1.31)
Nonfatal acute MI	113 (7.3)	101 (6.6)	0.90 (0.69-1.16)
Resuscitated cardiac arrest	10 (0.6)	8 (0.5)	0.82 (0.33-2.06)
Recurrent symptomatic myocardial ischemia with objective evidence and emergency rehospitalization	130 (8.4)	95 (6.2)	0.74 (0.57-0.95)
Any outcome	269 (17.4)	228 (14.8)	0.84 (0.70-1.00)‡
Secondary Outcome			
Stroke			
Fatal and nonfatal	24 (1.6)	12 (0.8)	0.50 (0.26-0.99)
Nonfatal	22 (1.4)	9 (0.6)	0.41 (0.20-0.87)
Coronary revascularization	250 (16.1)	254 (16.5)	1.02 (0.87-1.20)
Percutaneous coronary intervention	143 (9.2)	150 (9.8)	1.06 (0.85-1.32)
Surgical	110 (7.1)	106 (6.9)	0.97 (0.75-1.25)
Worsening angina without new objective evidence of ischemia	106 (6.8)	91 (5.9)	0.86 (0.66-1.13)
New or worsening congestive heart failure requiring rehospitalization	43 (2.8)	40 (2.6)	0.94 (0.62-1.43)
Any outcome	344 (22.2)	344 (22.4)	1.01 (0.88-1.15)
Any primary or secondary outcome	475 (30.7)	450 (29.3)	0.95 (0.86-1.06)

*RR indicates relative risk; CI, confidence interval; and MI, myocardial infarction.
†The RRs (95% CIs) are based on Cox Mantel-Haenszel analysis.
‡Based on Cox proportional hazards analysis.

Figure 27: effets de l'atorvastatine en prévention primaire et en prévention secondaire. MIRACL 2001

g) HPS

L'étude HPS (Heart Protection Study) (36) fut réalisée sur 20 536 personnes âgées de 40 à 80 ans avec des antécédents coronariens, ou d'occlusion artérielle, ou d'un diabète. Elle se propose de comparer la simvastatine (40mg par jour) à un placebo pendant 5 ans. Il en résulte que toutes les causes de mortalité sont significativement diminuées pour le groupe traité par la simvastatine par rapport au placebo (p=0,0003).

On note une réduction significative de 18% de mort coronarienne (p=0,0005), ainsi qu'une légère différence significative pour les autres causes de mort vasculaire (p=0,07), mais pas de différences significatives pour les décès non vasculaires. Cependant il y a une forte différence significative en ce qui concerne les infarctus non fatal du myocarde et des décès coronariens (p<0,0001), mais aussi pour les accidents vasculaires cérébraux fatal ou non fatal (p<0,0001), ainsi que pour la revascularisation coronarienne (p<0,0001).

Cette étude HPS a aussi classé ses résultats selon des sous-groupes dont celui de l'âge. Il en résulte qu'après 5 ans d'études, la simvastatine a un effet positif chez les personnes âgées de plus de 70 ans sur le nombre de d'évènements vasculaires. En effets chez les plus de 70 ans, on note 23,6% de nouveaux évènements vasculaire avec la simvastatine contre 28,7% avec le placebo. (Figure 28: effet de la simvastatine dans différents sous groupes. HPS 2002)

Une étude complémentaire à HPS fut entreprise pour voir l'évolution après la fin de HPS. L'effet des statines persiste à long terme en ce qui concerne la concentration en LDL-choelstérol. On ne note pas différence significative entre la fin le l'étude initiale et la nouvelle étude en ce qui concerne les risques cardiaques, les décès par maladies vasculaires ou le nombre de cancers. (37).

h) PROSPER

PROSPER (Prospective Study of Pravastatin in the Eldery at Risk) a été l'une des premières études à se concentrer uniquement chez les personnes d'un grand âge. Les 5804 participants étaient âgés entre 72 et 82 ans avec un antécédent de troubles de la vascularisation (coronaire ou cérébral) ou avec des facteurs de risques tels que le tabagisme, un diabète ou de l'hypertension. Les personnes avec des troubles cognitifs furent exclues de l'étude (si un score inférieur à 24 au mini mental test). Elles furent ensuite divisées en deux groupes, l'un étant traité par la pravastatine 40mg par jour, et l'autre par un placebo. Après 3 ans d'études, le LDL-cholestérol des personnes atteint une valeur de 2,5 mmol/L, soit 34% plus basse que celui du groupe placébo. Le HDL-cholestérol est lui augmenté de plus de 5% par rapport au groupe placébo et les triglycérides abaissés d'une différence de 13%. La pravastatine a aidé à réduire de 15% les risques d'un premier évènement. Le risque d'un décès par maladies coronariennes ainsi que les infarctus non fatal du myocarde est significativement diminué (p= 0,006), mais on ne note pas de différence significative en ce qui concerne les accidents vasculaires cérébraux. (Figure 29:analyse de l'intervention primaire et secondaire. A = maladies coronaires mortelles, infarctus du myocarde non fatal, ou un accident vasculaire cérébral fatal ou non. B= maladies coronaire mortelle ou infarctus du myocarde fatal ou non. C = accident vasculaire cérébral fatal ou non fatal. PROSPER 2002.) ;

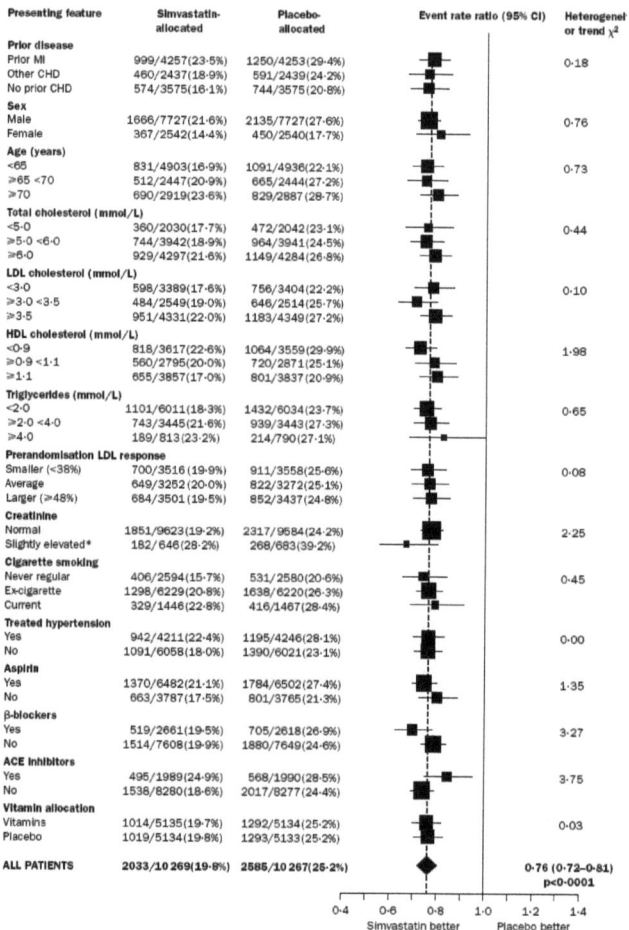

Figure 8: Effects of simvastatin allocation on first major vascular event in different categories of participant

Figure 28: effet de la simvastatine dans différents sous groupes. HPS 2002

Chez les personnes fumantes ou atteintes d'hypertension, on ne met pas en évidence un réel bénéfice. Pour les diabétiques, on ne peut pas réellement se fier aux résultats obtenus car le nombre de personnes diabétiques participants étaient trop faible. Cependant, l'étude

PROSPER ne montre pas de différence significative pour la réduction de la mortalité chez les personnes âgées traitées par une statine. (27)

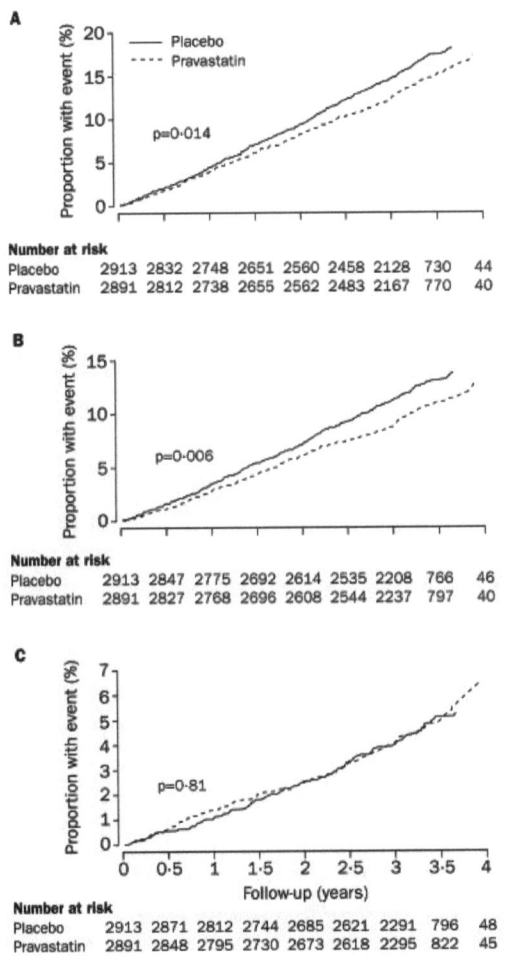

Figure 29:analyse de l'intervention primaire et secondaire. A = maladies coronaires mortelles, infarctus du myocarde non fatal, ou un accident vasculaire cérébral fatal ou non. B= maladies coronaire mortelle ou infarctus du myocarde fatal ou non. C = accident vasculaire cérébral fatal ou non fatal. PROSPER 2002.

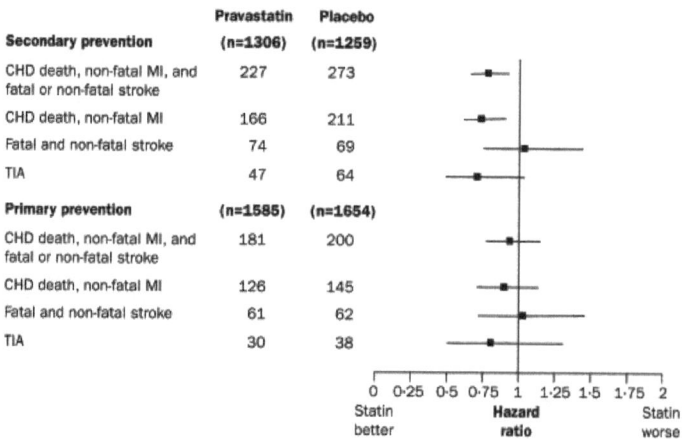

Figure 30:principaux résultats cardiovasculaires, selon la prévention primaire ou secondaire. PROSPER 2002

i) JUPITER

L'étude JUPITER (Justification for the Use Statins in Prevention: an Intervention Trial Evaluating Rosuvastatin) (38) se propose de démontrer l'intérêt de la rosuvastatine chez des patients sans problème de cholestérol (LDL-cholestérol inférieur à 3,4 mmol/L) mais avec un niveau de protéine C réactive élevé (2,0 mg/L ou plus). En effet la protéine C réactive est un marqueur important dans les problèmes cardiovasculaires. Les personnes admises pour cette étude sont des hommes de 50 ans et plus ainsi que des femmes de 60 ans et plus. En tout l'étude regroupe 17 802 participants.

A la fin de l'étude, le risque d'avoir un évènement cardiovasculaire est de 0,77% avec la rosuvastatine et de 1,36% pour le placebo (p<0,00001). On peut aussi associer la rosuvastatine à une diminution significative d'apparition d'infarctus fatal ou non fatal du myocarde (p=0,0002), d'accidents vasculaire cérébraux fatal ou non (p=0,002) et de revascularisation artérielle et d'angor instable (p<0,00001).

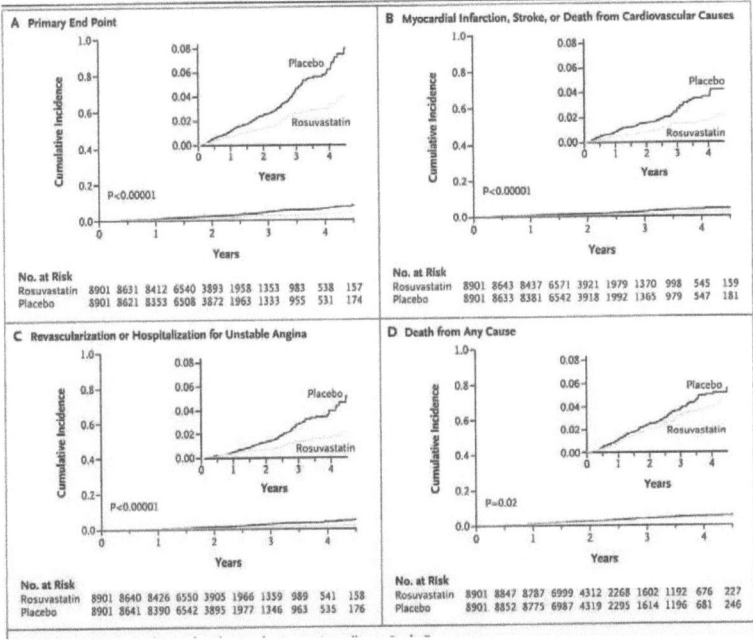

Figure 31: incidence des différents évènements cardiovasculaire entre statine et placebo. JUPITER 2008. Groupe A : incidence cumulative d'un premier incident (infarctus du myocarde fatal ou non, accident vasculaire cérébral non fatal, revascularisation artérielle, hospitalisation pour une angine de poitrine ou mort d'une cause cardiovasculaire. Groupe B : incidence cumulative pour infarctus du myocarde non fatal, accident vasculaire cérébral non fatal, ou mort d'une cause cardiovasculaire. Groupe C : incidence cumulative pour une revascularisation artérielle ou une hospitalisation pour une angine de poitrine. Groupe D : incidence cumulative pour les décès par toutes les causes.

JUPITER a aussi organisé les résultats selon différents sous groupes dont celui de l'âge. On ne note pas de véritable différence d'effet de la rosuvastatine selon l'âge.

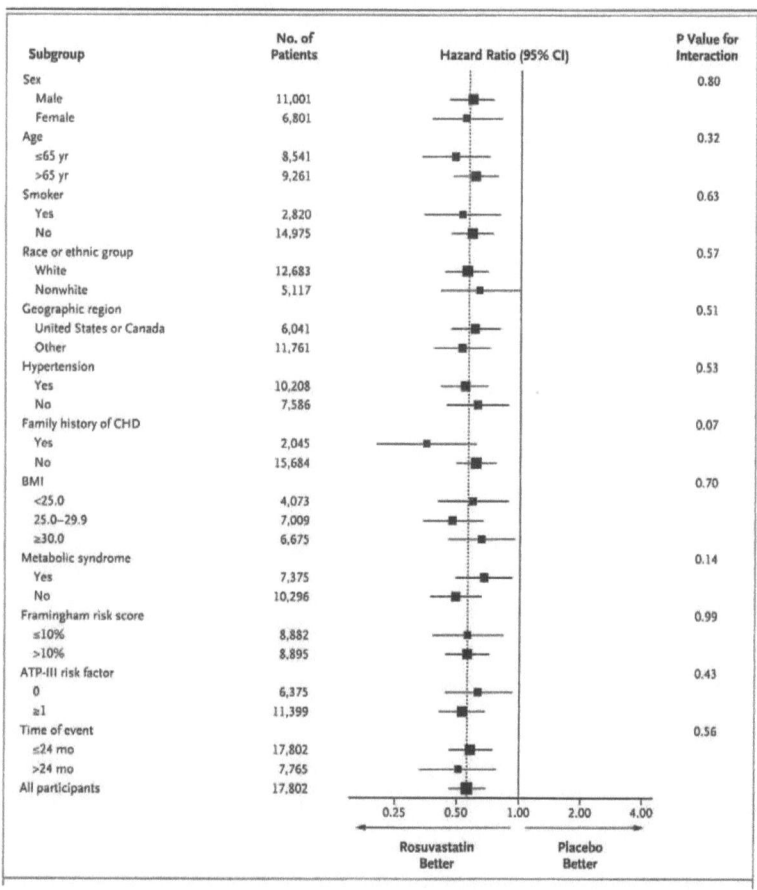

Figure 32: effets de la Rosuvastatine selon les différents sous groupes. JUPITER 2008

Une seconde analyse de JUPITER fut menée mais uniquement sur les participants de plus de 70 ans. Cela représente donc 5695 personnes soit 32% du nombre total de l'étude. La réduction des lipides ainsi que de la protéine C active est la même chez les différents groupes d'âges. La diminution d'apparition d'un évènement cardiovasculaire est de

1,22% avec la rosuvastatine et de 1,99% avec le placebo. Cette réduction est plus modeste que chez les personnes plus jeunes.

j) Méta-analyses

Une méta-analyse rassemblant 10 études qui comporte en tout 70 388 participants s'est proposée d'étudier les bénéfices des statines chez des personnes sans maladies cardiovasculaires mais avec des facteurs de risques cardiovasculaires. Des sous groupes furent aussi réalisés en rapport avec le sexe, l'âge ou la présence d'un diabète.
Il en résulte qu'aucune hétérogénéité n'en ressort pour aucun des sous groupes (39).

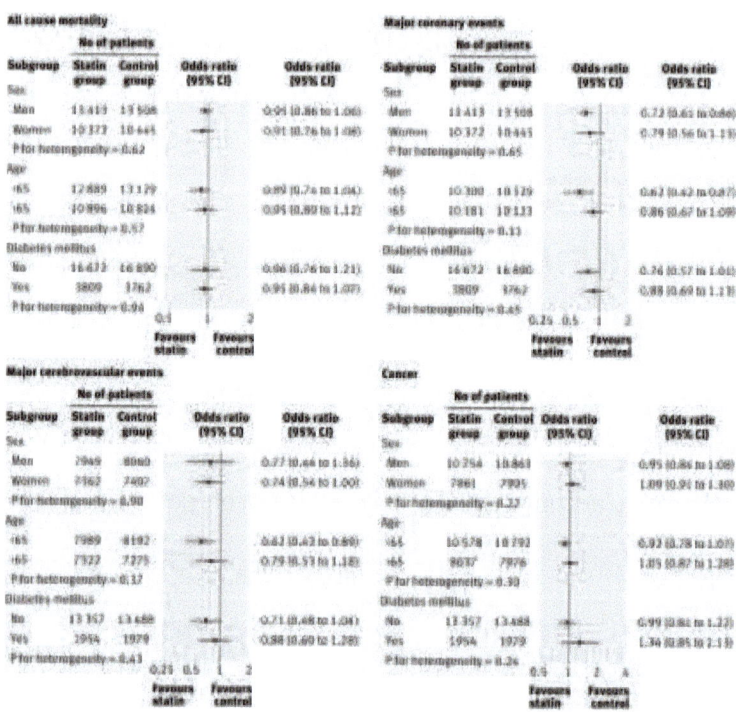

Figure 33: odds ratios (intervalle de confidence 95%) pour les différents sous groupes pour toutes les causes de mortalités, les évènements coronariens majeurs, les évènements vaculaires cérébraux majeurs ainsi que les cancers. BMJ 338, 2009

La méta-analyse CTT (40) (the cholesterol treatment trialists' collaboration) regroupe 170 000 participants de 26 études différentes. Les 5 études qui comparent les statines entre elles sont séparées des 21 études qui comparent les statines par rapport à un placebo. L'âge fut un facteur pour créer un sous groupe d'analyse : les moins de 65 ans, entre 65 et 75 ans et les plus de 75 ans. On note une différence significative (p= 0,002) pour les personnes de plus de 75 ans en ce qui concerne les effets des statines sur les événements majeurs vasculaires avec une réduction de 1.0 mmol/L du LDL-cholestérol.

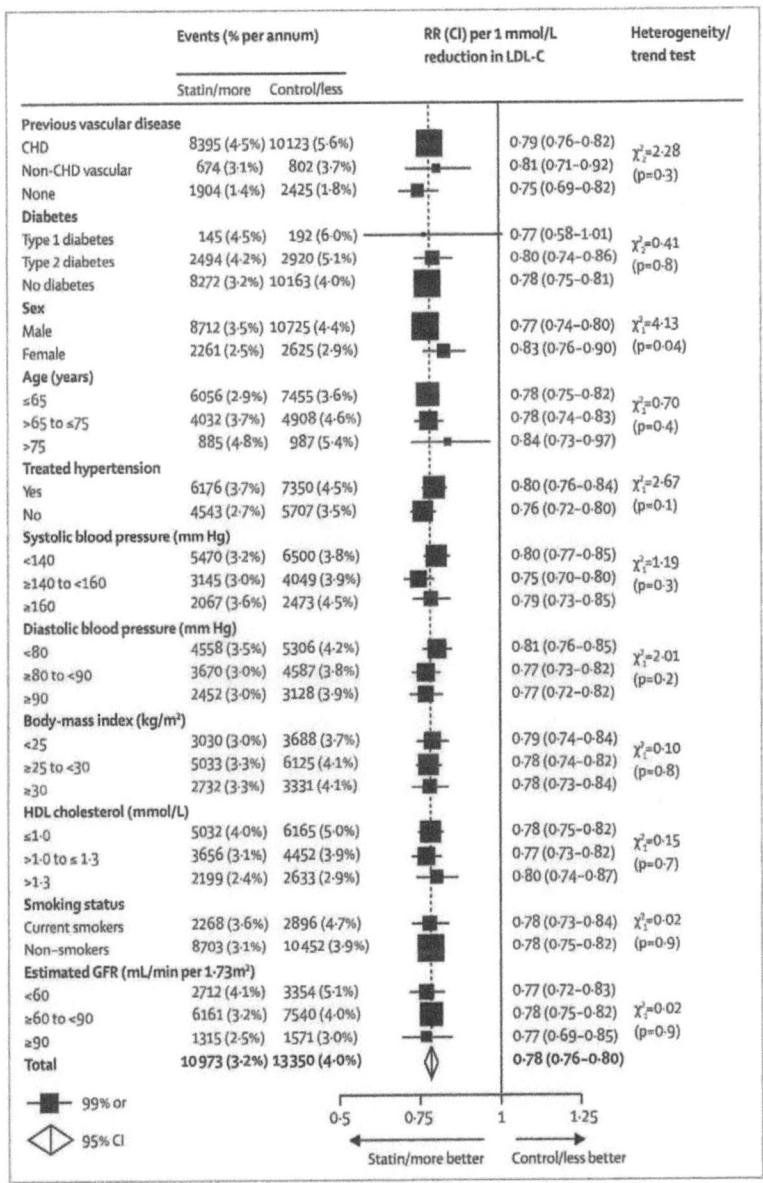

Figure 34: effet sur les évènements cardiovasculaire d'une diminution de 1,0 mmol/L du LDL-cholestérol dans différents sous groupes. Lancet 376: 1670-81; 2010.

II. Prescription des statines chez les personnes âgées : quel est l'avis des médecins traitants.

A. Evolution de l'utilisation des statines selon l'âge et l'indication.

Une étude récente fut publiée sur le changement de prescription des statines (41). Elle se propose d'analyser les variations en ce qui concerne l'âge de prescription mais aussi selon les pathologies pour lesquelles les statines furent délivrées, et cela sur plus d'une décennie.
Il en résulte que depuis plus de 10 ans, les statines ont connu une augmentation très importante dans toutes les classes d'âges après 40 ans. Mais principalement chez les personnes entre 75 et 84 ans, mais aussi chez les plus de 85 ans. En effet, en 1996, les personnes de plus de 75 ans représentaient 3,5% des personnes sous statines, (3,4% pour les 75-84 ans et 0,1% pour les plus de 85 ans). Mais en 2010, ce pourcentage est passé à 23,5% (19,2% pour les 75-84 ans et 4,3% pour les plus de 85 ans).

Year	Age	N(%)ª	Treatment prevalence per 1000 individualsᵇ								
			All	MI	IHD	Stroke	PAD	PAC	Diabetes	Hypertension	No diagnosis
1996	40-54	5322(30.6)	5	218	119	31	54	8	8	9	1
-	55-64	6668(38.3)	13	165	106	32	32	12	12	13	3
-	65-74	4801(27.6)	11	85	49	15	18	7	6	9	2
-	75-84	588(3.4)	2	13	6	1	4	1	1	1	0
-	85+	11(0.1)	0	1	0	0	0	0	0	0	0
-	40+	17,390(100)	7	93(36.3)	43(20.5)	13(4.3)	22(1.8)	6(4.6)	7(1.8)	9(12.6)	2(18.2)
2000	40-54	13,922(22.0)	13	508	217	73	90	22	40	19	3
-	55-64	22,467(35.5)	38	458	260	95	101	37	68	34	7
-	65-74	20,864(33.0)	51	346	193	62	58	30	52	32	7
-	75-84	5821(9.2)	21	126	51	16	28	8	16	10	2
-	85+	142(0.2)	1	9	2	1	4	1	2	1	0
-	40+	63,216(100)	25	299(34.3)	137(23.8)	48(5.0)	61(1.8)	21(6.3)	46(3.8)	23(13.2)	5(11.8)
2005	40-54	(15.8)	34	741	322	276	308	72	281	49	8
-	55-64	75,927(32.5)	110	755	444	375	376	140	409	104	22
-	65-74	75,587(32.4)	177	713	456	357	365	157	408	123	30
-	75-84	41,076(17.6)	148	534	279	212	243	86	284	70	17
-	85+	3872(1.7)	39	178	52	58	68	14	59	13	3
-	40+	233,456(100)	91	622(22.5)	335(19.2)	273(9.7)	308(2.9)	104(10.0)	346(9.9)	83(16.4)	15(9.4)
2010	40-54	71,892(14.4)	67	771	385	418	434	136	459	104	19
-	55-64	143,911(29.0)	207	829	554	573	599	270	623	223	59
-	65-74	164,451(33.1)	327	839	620	620	640	337	662	285	91
-	75-84	95,496(19.2)	349	782	552	532	554	268	581	225	67
-	85+	21,284(4.3)	195	547	261	287	331	101	330	85	21
-	40+	496,834(100)	187	780(14.6)	515(16.3)	521(10.2)	559(2.8)	242(12.6)	571(10.0)	197(22.3)	40(11.2)

Figure 35: prevalence des statines entre 1996 et 2010 en accord avec les indications pour des sujets de plus de 40 ans. Elsevier 2012; 2886.

C'est après les années 2000 que l'on note la plus grosse augmentation de prescription des statines. En 2003, les 75-85 ans deviennent même plus important que les 55- 64 ans. Mais les 65-74 ans restent les plus nombreux. Une diminution de l'incidence des statines est remarquée à partir de 2009 pour tous les sous-groupes d'âges.

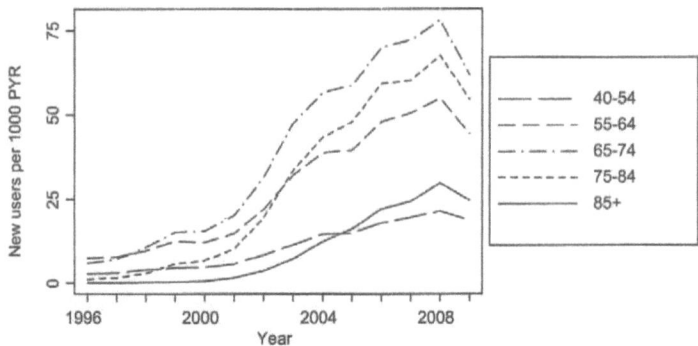

Figure 36: incidence des statines selon l'âge. ELSEVIER 2012; 2886.

Pour les indications, l'infarctus du myocarde reste la pathologie avec la plus forte incidence. A partir de 2002, le diabète est devenu une pathologie dans laquelle les statines ont trouvé une plus grande place. On retrouve les maladies cardiovasculaires et ensuite les accidents vasculaires cérébraux.

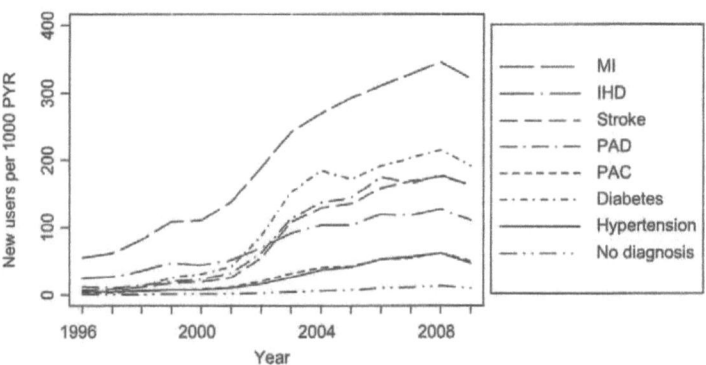

Figure 37: incidence des statines selon les pathologies. ELSEVIER 2012; 2886.

B. L'avis de certains médecins traitants

1. Méthode

Pour compléter cette recherche sur les statines chez les personnes de plus de 80 ans, une étude fut mise en place sous la forme d'un questionnaire (annexe 1). Les destinataires furent des médecins généralistes exerçants encore en province (Alsace et Lorraine) ainsi que sur Paris. Au total, nous avons recueilli 30 questionnaires dont 10 pour Paris et 20 pour la province. Aucune sélection selon l'âge, ou le nombre d'années d'exercices ne fut pratiquée. Les trente médecins interrogés exercent la médecine entre 1 an et 40 ans. Neuf depuis moins de 20 ans, onze entre 20 et 29 ans et 10 depuis 30 ans ou plus.

Le questionnaire se divise en deux parties, une avec des questions ouvertes sur l'avis des médecins sur les statines chez les personnes de plus de 80 ans, puis d'une autre partie plus ciblée sur le médecin en lui-même.

Les médecins furent contactés par différents moyens : soit par téléphone, par mail ou aussi par rendez-vous directement dans leurs cabinets.

2. Résultats

a. Sources d'informations des médecins généralistes

Les médecins généralistes furent questionnés sur les sources d'informations qu'ils utilisent. Il en ressort que les revues scientifiques sont les plus sollicitées avec 96,67%. Suit ensuite le DPC (développement personnel continu) utilisé par 53,33% des médecins traitants, puis les délégués médicaux avec 46,67%. (Figure 38)

Les formations sur internet (33,33%) ne sont pas encore très bien acceptées par les médecins qui ne les trouvent pas encore assez performantes. En ce qui concerne les soirées organisées par les laboratoires seulement 36,67% des médecins disent y participer. Si on regarde par classe d'âge ou la localisation, on ne remarque pas de réelles différences.

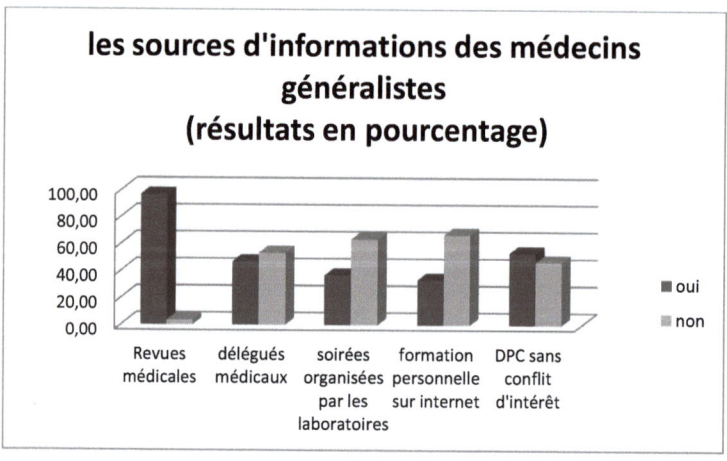

Figure 38

b. Comment choisir les statines

Les questions suivantes sont centrées sur les différents paramètres qu'utilise le médecin traitant pour choisir une statine parmi toutes celles que l'on trouve sur le marché pour une personne de plus de 80 ans (Figure 39). Les différentes questions se focalises sur l'efficacité, la tolérance, le rapport bénéfice/risque, les études scientifiques, les délégués médicaux, les soirées organisées par les laboratoires ainsi que sur le développement personnel continu. Les médecins doivent juste répondre par « oui » ou « non ».

Tableau 5: Comment choisissez-vous les Statines? (%)

	OUI	NON
Efficacité	96,7	3,3
Tolérance	96,7	3,3
Rapport bénéfice/risque	93,3	6,7
études scientifiques	83,3	16,7
Délégués médicaux	16,7	83,3
soirées organisées par les laboratoires	13,3	86,7
développement personnel continu	60,0	40,0

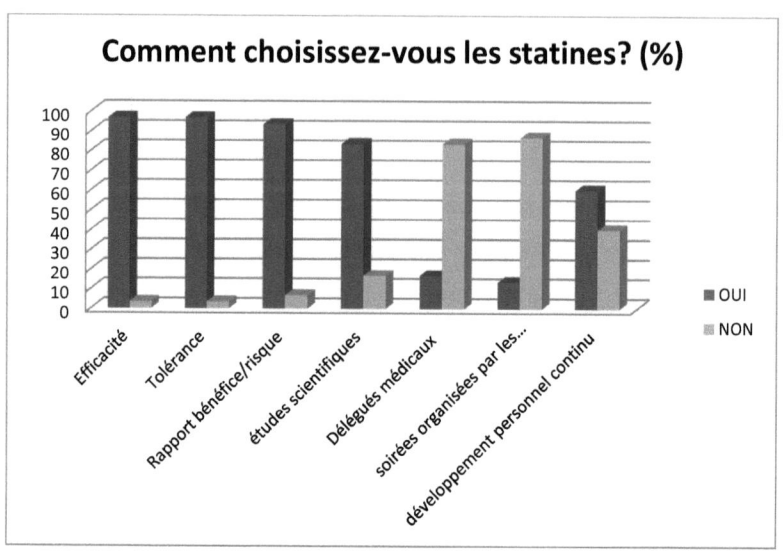

Figure 39

Pour la quasi-totalité des médecins, l'efficacité, la tolérance et le rapport bénéfice-risque sont primordiaux dans le choix de la statine avec respectivement 96,7%, 96,7% et 93,3%. Les délégués médicaux ainsi que les soirées organisées par les laboratoires rentrent peu en compte avec seulement 16,7% et 13,3%. Pour le développement personnel continu, 60,0% des médecins l'utilisent. Ce dernier représente tout de même une grande part des médecins. C'est donc une source d'information importante qu'il faut approfondir et améliorer pour conquérir un plus grand nombre de praticiens.

Tableau 6: comment choisissez-vous les statines? Selon le nombre d'années d'exercice

	moins de 20 ans		20 à 29 ans		30 ans et plus	
	OUI	NON	OUI	NON	OUI	NON
Efficacité	100,0	0,0	100,0	0,0	90,0	10,0
Tolérance	100,0	0,0	90,9	9,1	100,0	0,0
Rapport bénéfice/risque	100,0	0,0	100,0	0,0	80,0	20,0
études scientifiques	88,9	11,1	81,8	18,2	80,0	20,0
Délégués médicaux	0,0	100,0	18,2	81,8	30,0	70,0
soirées organisées par les laboratoires	0,0	100,0	18,2	81,8	20,0	80,0
développement personnel continu	66,7	33,3	54,6	45,5	60,0	40,0

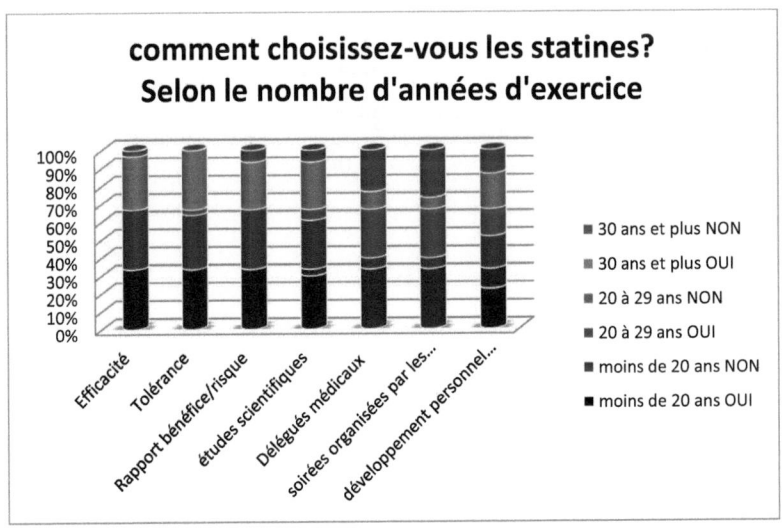

Figure 40

Quand on regarde selon la classe d'âge (Figure 40), on note que ce ne sont pas les médecins de moins de 20 ans de carrière qui tiennent compte des délégués médicaux et des soirées organisées par les laboratoires mais les 20-29 ans avec un pourcentage de 18,18% et les plus de 30 ans avec 30%. Pour le développement continu toutes les classes d'âges sont quasi-équivalentes.

c. Pensez vous que les statines ont un intérêt chez les personnes de plus de 80 ans ?

La question suivante repose sur un avis personnel du médecin traitant centré sur l'intérêt d'un traitement par les Statines chez une personne de plus de 80 ans.

Tableau 7: Pensez-vous que les statines ont un intérêt chez les personnes de plus de 80 ans?

oui	43,3
non	26,7
cela dépend de plusieurs facteurs	30,0

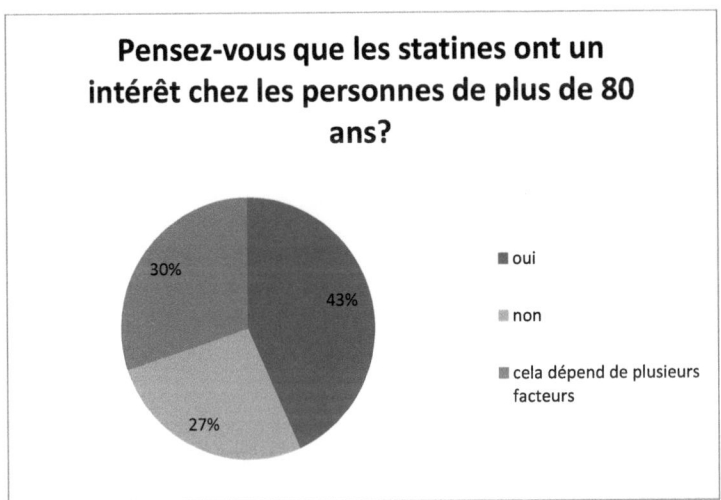

Figure 41

Les résultats (Figure 41) sont plutôt variables, mais 43,3% pensent que oui, 26,7% pensent que non. Pour les 30,0% restant, différents facteurs rentrent en compte pour cette question. En effet selon les antécédents de la personne ainsi que les facteurs de risques, certains médecins pensent que les statines ont un intérêt chez les plus de 80 ans, mais en dehors de cela, ils pensent que leur utilité est limitée.

Quand on classe les résultats selon la région (Paris ou Province), on note des différences d'opinion.

Tableau 8: pensez-vous que les statines ont un intérêt chez les personnes de plus de 80 ans? Selon les régions

	Paris	Province
oui	20,0	55,0
non	50,0	15,0
cela dépend de plusieurs facteurs	30,0	30,0

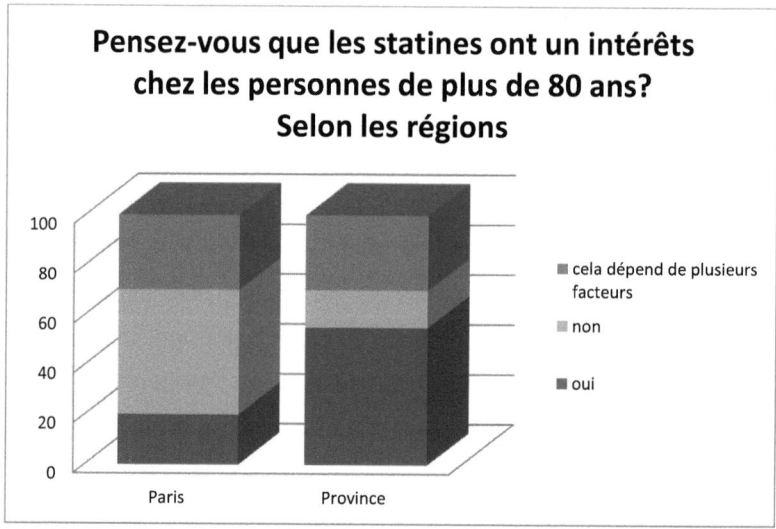

Figure 42

La proportion de oui et de non varie entre Paris et la Province (Figure 42). En effet seulement 20,0% des médecins Parisiens interrogés considèrent que les statines ont un intérêt chez les personnes de plus de 80 ans, contre 55,0% pour les médecins de Province. 50,0% de Paris trouvent qu'elles n'ont pas d'intérêts contre uniquement 15,0% en Province. La part des médecins considérant que certains facteurs rentrent en comptes est la même pour les deux avec une valeur de 30,0%.

Quand on se concentre sur le nombre d'années d'exercices, les résultats sont aussi modifiés.

Tableau 9: Pensez-vous que les statines ont un intérêt chez les personnes de plus de 80 ans? Selon le nombre d'années d'exercice

	< 20 ans	20 à 29 ans	30 ans et plus
oui	66,7	45,6	20,0
non	22,2	27,3	30,0
cela dépend de différents facteurs	11,1	27,3	50,0

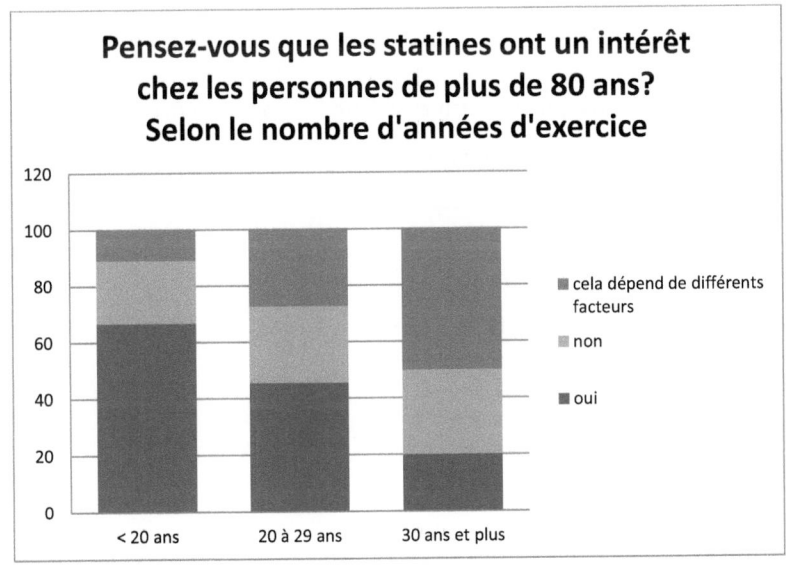

Figure 43

Les médecins qui travaillent depuis moins de 20 ans, considèrent à 66,7% que les statines présentent un certain intérêt chez les personnes de plus de 80 ans, contre 45,6% pour ceux entre 20 et 29 ans et seulement 20,0% chez les 30 ans et plus. La part de ceux qui pensent qu'il faut tenir compte d'autres facteurs grandit avec le nombre d'années d'exercice. Elle passe de 11,1% chez les moins de 20 ans, à 27,3% chez les 20-29 ans pour finir à 50,0% chez les 30 ans et plus.

d. Pensez-vous que les statines ont un rapport bénéfice/risque favorable chez les personnes de plus de 80 ans?

La question suivante est dirigée sur le rapport bénéfice/risque des Statines chez les personnes de plus 80 ans.

Tableau 10: pensez-vous que les statines ont un rapport bénéfice/risque favorable chez les personnes de plus de 80 ans?

oui	56,7
non	20,0
cela dépend de plusieurs facteurs	23,3

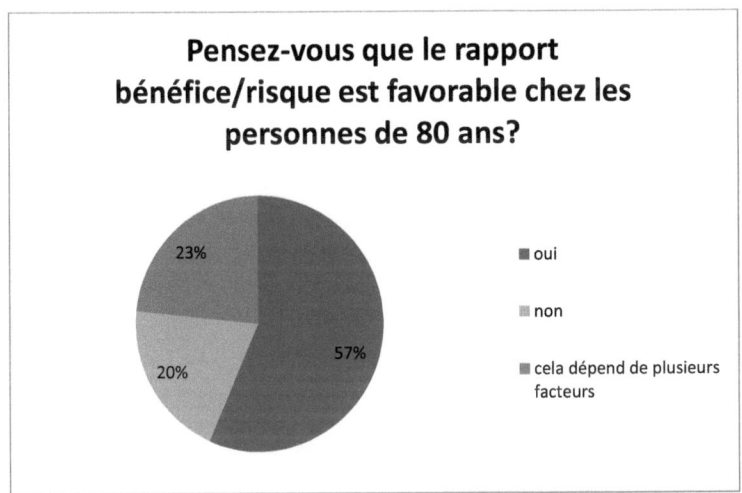

Figure 44

Pour 56,7% des médecins questionnés, les statines possèdent un rapport bénéfique favorable chez les personnes de plus de 80 ans. Seulement 20,0% considèrent que non, et 23,3% pensent que cela dépend de la personne et de ses antécédents.

Tableau 11 : Pensez-vous que les statines ont un rapport bénéfice/risque favorable chez les personnes de plus de 80 ans ?

	Paris	Province
oui	30,0	70,0
non	30,0	15,0
cela dépend de plusieurs facteurs	40,0	15,0

Quand on se penche sur les résultats selon les régions (Figure 45), les réponses changent selon Paris ou la Province. C'est en province que l'on considère le rapport bénéfice risque le plus favorable avec 70,0% contre seulement 30,0% sur Paris. Cependant c'est en région Parisienne que la décision demeure la plus complexe avec 40,0% des médecins qui pensent que d'autres facteurs rentrent en compte pour pouvoir clairement se prononcer sur le rapport bénéfice/risque.

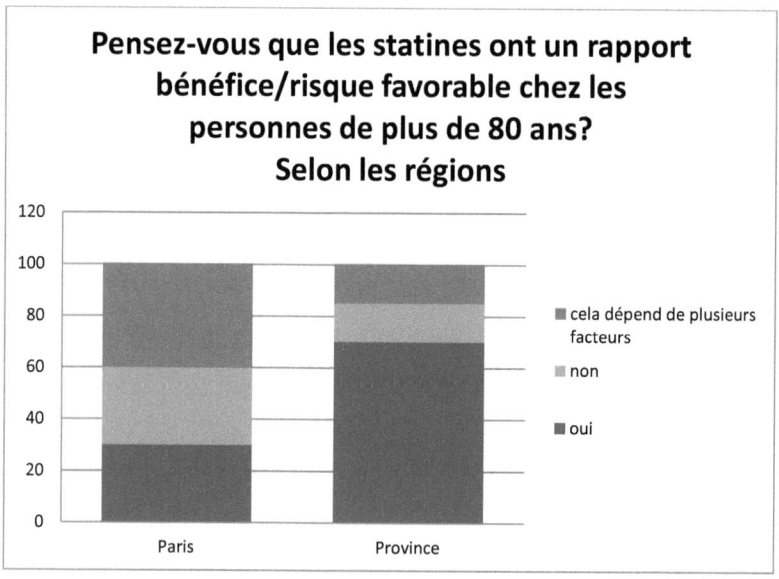

Figure 45

Selon le nombre d'années d'exercice, les résultats diffèrent aussi (Figure 46).

Tableau 12: Pensez-vous que les statines ont un rapport bénéfice/risques favorable chez les personnes de plus de 80 ans? Selon le nombre d'années d'exercice.

	< 20 ans	20 à 29 ans	30 ans et plus
oui	44,5	54,5	60,0
non	22,2	27,3	30,0
cela dépend de différents facteurs	33,3	18,2	10,0

Contrairement à la question précédente, ce sont les médecins qui ont 30 ans et plus d'années de pratique qui pensent en plus grand nombre (60,0%) que les Statines ont un rapport bénéfice/risque favorable. On retrouve juste derrière les 20-29 ans d'années de pratique avec 54,5% et enfin les moins de 20 ans d'années de pratique avec 44,5%. Ces derniers sont ceux qui restent le plus sur la réserve en prenant en compte des facteurs supplémentaires avec 33,3%, contre 18,2% pour les 20-29 ans et 10,0% des 30 ans et plus.

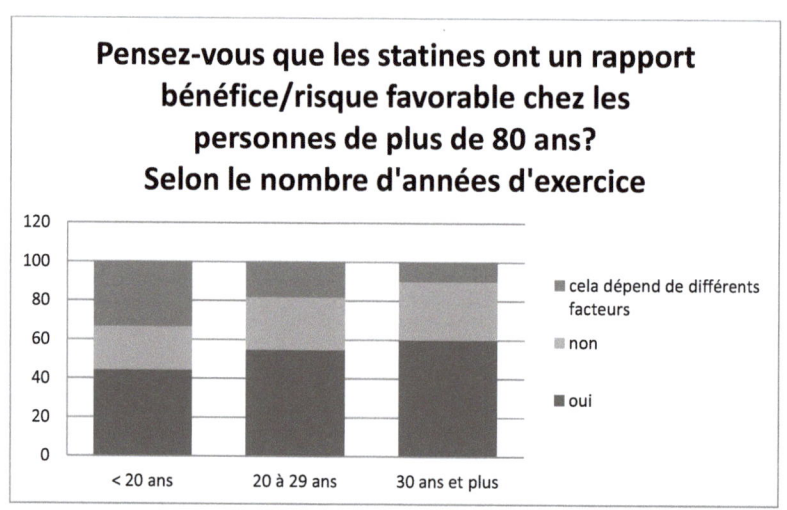

Figure 46

e. **Sur quels critères débutez-vous un traitement par les Statines ?**

Pour cette question ouverte, les médecins nous ont donné les critères essentiels qui rentrent en compte pour eux dans l'instauration d'un traitement par une statine chez une personne de plus de 80 ans.

Tableau 13: Sur quels critères débutez-vous un traitement par les statines?

hypercholestérolémie	30,2
avis hospitalier/spécialiste	4,7
cardiovasculaire	34,9
AVC	2,3
prévention primaire	2,3
prévention secondaire	4,7
intolérance au fibrate	2,3
facteurs de risques	18,6

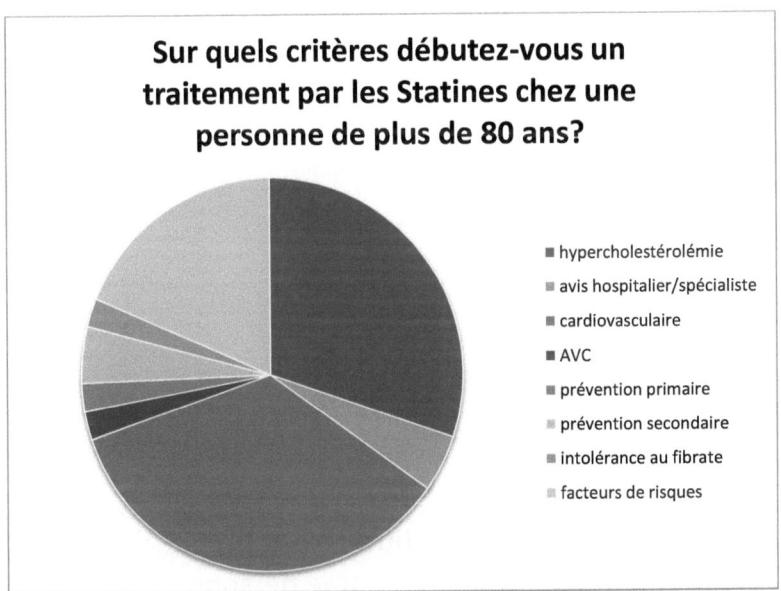

Figure 47

Les maladies cardiovasculaires sont la première cause pour débuter un traitement par les statines selon les médecins interrogés avec 34,9%. On retrouve ensuite l'hypercholestérolémie avec 30,2% puis la présence des autres facteurs de risques avec 18,6%. Enfin parmi les derniers critères on a l'installation d'une statine suite à l'avis d'un spécialiste ou d'un avis hospitalier, ou en prévention secondaire avec 4,7%.

Tableau 14: Sur quels critères débutez-vous un traitement par des statines chez une personne de plus de 80 ans? Selon les régions

	Paris	Province
hypercholestérolémie	28,6	31,0
avis hospitalier/spécialiste	7,1	3,5
cardiovasculaire	21,5	41,4
AVC	7,1	0,0
prévention primaire	7,1	0,0
prévention secondaire	14,4	0,0
intolérance au fibrate	7,1	0,0
facteurs de risques	7,1	24,1

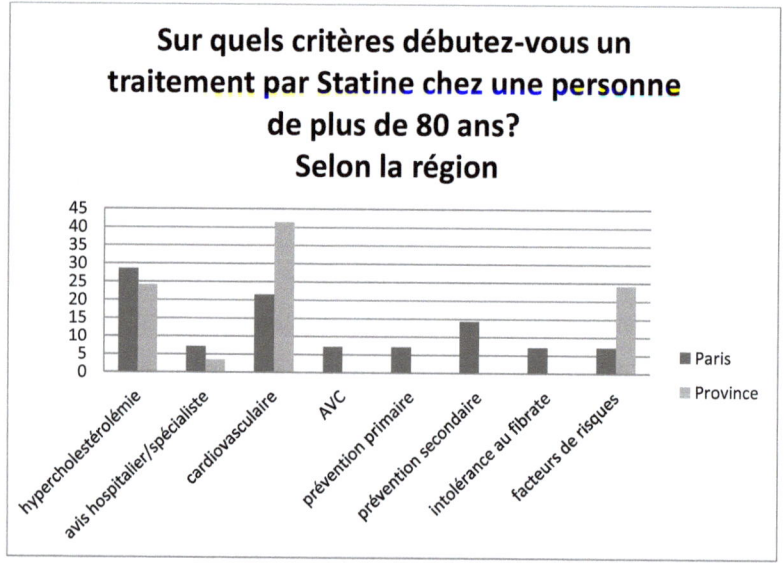

Figure 48

Les complications cardiovasculaires sont la raison principale pour débuter un traitement par statine en Province (41,4%) suivi de l'hypercholestérolémie et des facteurs de risques avec 24,1%. Pour Paris c'est l'hypercholestérolémie qui est en première position avec 28,6%. On trouve ensuite les pathologies cardiovasculaires avec 21,5% et enfin la prévention secondaire avec 14,4%.

Tableau 15: Sur quels critères débutez-vous un traitement par statine chez une personne de plus de 80 ans? Selon le nombre d'années d'exercice

	< 20 ans	20 à 29 ans	30 ans et plus
hypercholestérolémie	37,5	28,6	23,0
avis hospitalier/spécialiste	6,3	7,1	0,0
cardiovasculaire	31,1	42,9	30,8
AVC	6,3	0,0	0,0
prévention primaire	0,0	0,0	7,7
prévention secondaire	6,3	0,0	7,7
intolérance au fibrate	0,0	7,1	0,0
facteurs de risques	12,5	14,3	30,8

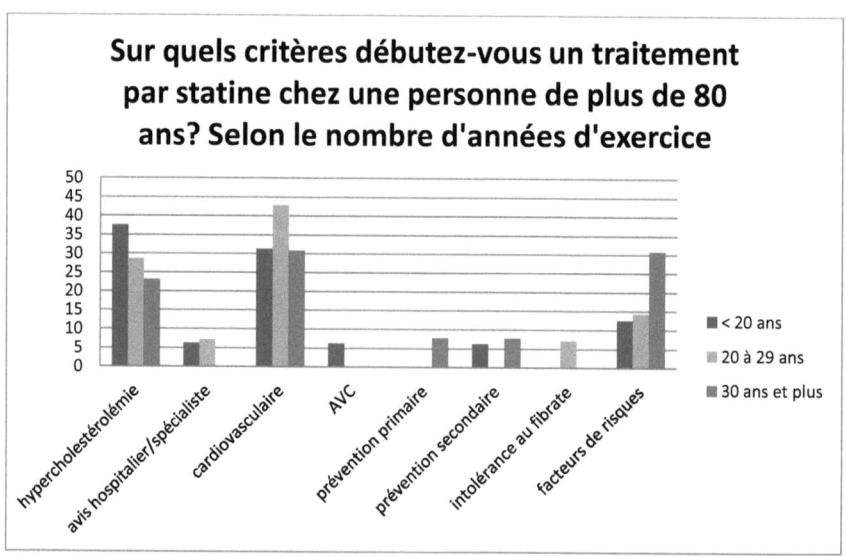

Figure 49

Les trois principaux critères restent les mêmes quelques soient le nombre d'années d'exercice. Pour les médecins qui ont moins de 20 ans d'années d'exercice, l'hypercholestérolémie (37,5%) ainsi que le système cardiovasculaire (31,1%) sont les deux principaux critères pour débuter un traitement par une statine après 80 ans. Pour les médecins entre 20 et 29 ans d'années d'exercice, se sont les problèmes cardiovasculaires qui sont en première place avec 42,9% suivi de l'hypercholestérolémie avec 28,6%. Pour les médecins qui ont 30 ans ou plus d'années d'exercice, les trois principaux critères sont quasiment à égalité : les facteurs de risques (30,8%), le système cardiovasculaire (30,8%) et enfin l'hypercholestérolémie (23,0%).

f. Sur quels critères arrêtez-vous un traitement par les statines chez une personne de plus de 80 ans ?

Pour cette nouvelle question ouverte, les médecins ont évoqué de nombreuses raisons pour arrêter un traitement par les statines chez une personne de plus de 80 ans.

Tableau 16: Sur quels critères arrêtez-vous un traitement par statine chez une personne de plus de 80 ans? résultats en pourcentage

intolérance	30,5
allergie	3,4
bénéfice/risques défavorable	3,4
effets indésirables	1,7
inefficacité	3,4
myalgie, rhabdomyolyse	15,3
hépatique	6,8
dégradation physique	5,0
troubles cognitifs	6,8
effets secondaires	5,0
espérance de vie, très âgées	10,2
LDL normalisé	3,4
polymédication	3,4
prévention primaire modérée	1,7

La principale cause qui pourrait faire arrêter un traitement par statine pour 30,15% des médecins interrogés, est l'intolérance au médicament. En deuxième position des douleurs musculaires voir une myalgie ou une rhabdomyolyse avec 15,3% et enfin une espérance de vie courte ou une personne très âgées (au-delà de 90 ans) avec 10,2%. On retrouve ensuite de nombreux critères qui rentrent aussi en compte avec des pourcentages plus faibles comme les problèmes hépatiques, les troubles cognitifs ou les effets secondaires.

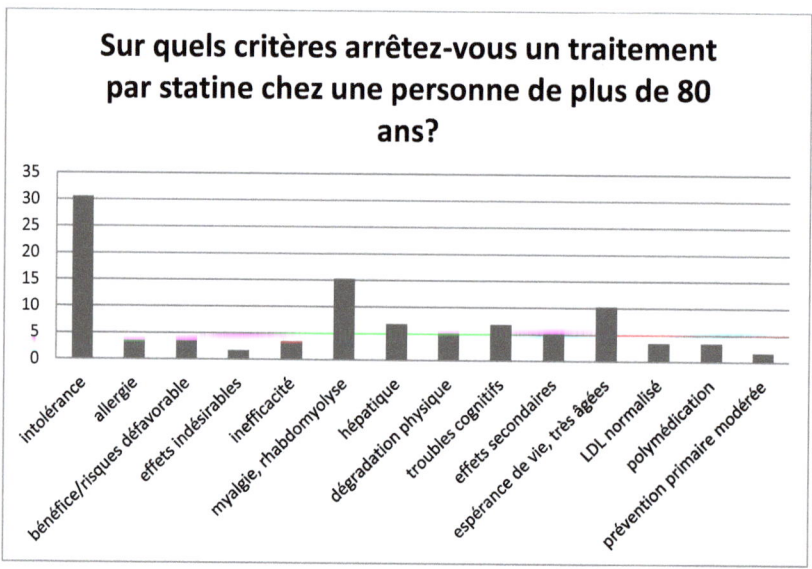

Figure 50

Quand on se focalise sur la région, les résultats ne diffèrent que très peu. A Paris comme en Province, l'intolérance est la cause première pour arrêter un traitement par les statines chez une personne de plus de 80 ans (avec 24,9% et 32,6% respectivement). On retrouve aussi ensuite la myalgie ou rhabdomyolyse avec 12,4% et 16,3%. Pour Paris l'espérance de vie courte ainsi que la polymédication sont des critères tout aussi importants avec 12,4%. Pour la province se sont surtout les complications hépatiques ainsi que l'espérance de vie avec 9,3%.

Tableau 17:sur quels critères arrêtez-vous un traitement par les statines chez une personne de plus de 80 ans? Selon la région

	PARIS	PROVINCE
intolérance	24,9	32,6
allergie	0,0	4,6
bénéfice/risques défavorable	0,0	4,6
effets indésirables	0,0	2,4
inefficacité	6,3	2,4
myalgie, rhabdomyolyse	12,4	16,3
hépatique	0,0	9,3
dégradation physique	6,3	4,6
troubles cognitifs	6,3	6,9
effets secondaires	6,3	4,6
espérance de vie, très âgées	12,4	9,3
LDL normalisé	6,3	2,4
polymédication	12,5	0,0
prévention primaire modérée	6,3	0,0

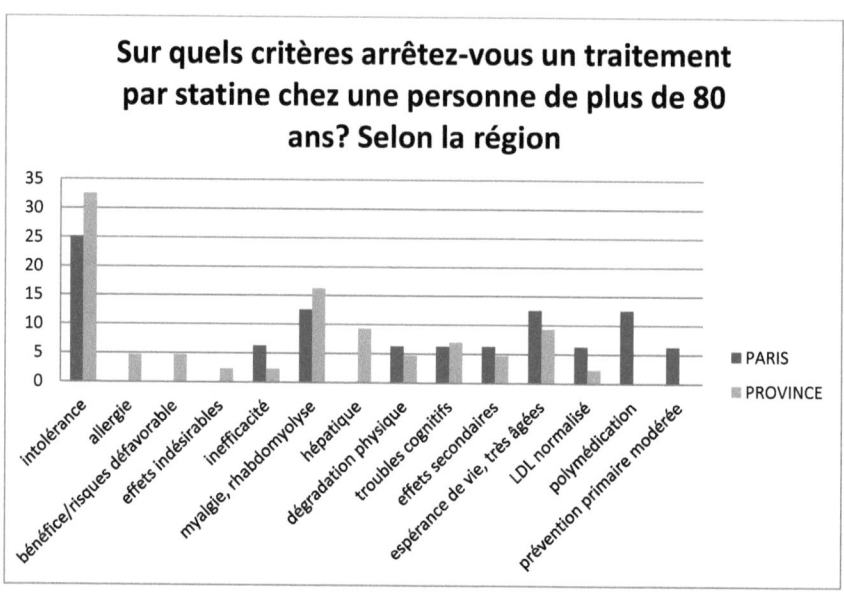

Figure 51

Quand le nombre d'années d'expérience rentre en compte, les critères pour arrêter un traitement par les statines chez une personne de plus de 80 ans se modifient. En effet chez les moins de 20 ans, l'intolérance représente quasiment la moitié des réponses fournies par les médecins avec 46,7%. On retrouve ensuite les douleurs musculaires (20,0%) et l'espérance de vie (13,2%). Avec un plus faible pourcentage on retrouve ensuite le rapport bénéfice/risque défavorable, les effets indésirables ainsi que les problèmes hépatiques.

Tableau 18: sur quels critères arrêtez-vous un traitement par les statines chez une personne de plus de 80 ans? Selon le nombre d'années d'expériences

	< 20 ans	20 à 29 ans	30 ans et plus
intolérance	46,7	30,3	19,0
allergie	0,0	4,4	4,7
bénéfice/risques défavorable	6,7	4,4	0,0
effets indésirables	6,7	0	0,0
inefficacité	0,0	0	9,6
myalgie, rhabdomyolyse	20,0	13,0	14,4
hépatique	6,7	8,7	4,7
dégradation physique	0,0	8,7	4,7
troubles cognitifs	0,0	13,0	4,7
effets secondaires	0,0	4,4	9,6
espérance de vie, très âgées	13,2	8,7	9,6
LDL normalisé	0,0	4,4	4,7
polymédication	0,0	0	9,6
prévention primaire modérée	0,0	0	4,7

Pour les 20 à 29 ans, l'intolérance est toujours en première position avec 30,3% suivi par la myalgie (13,0%) et cette fois ci par les troubles cognitifs (13,0%). Il y a ensuite les risques hépatiques (8,7%), la dégradation physique (8,7%) et l'espérance de vie courte (8,7%).

En ce qui concerne les médecins avec 30 ans ou plus d'années d'expériences, l'intolérance est le premier critère mais pas avec un si grand écart avec les autres critères (19,0%). Il est suivi par les douleurs musculaires (14,4%). Cependant on retrouve ensuite d'autres facteurs qui rentrent en compte avec des pourcentages très proches comme la polymédication, les effets secondaires ou même l'inefficacité (9,6%).

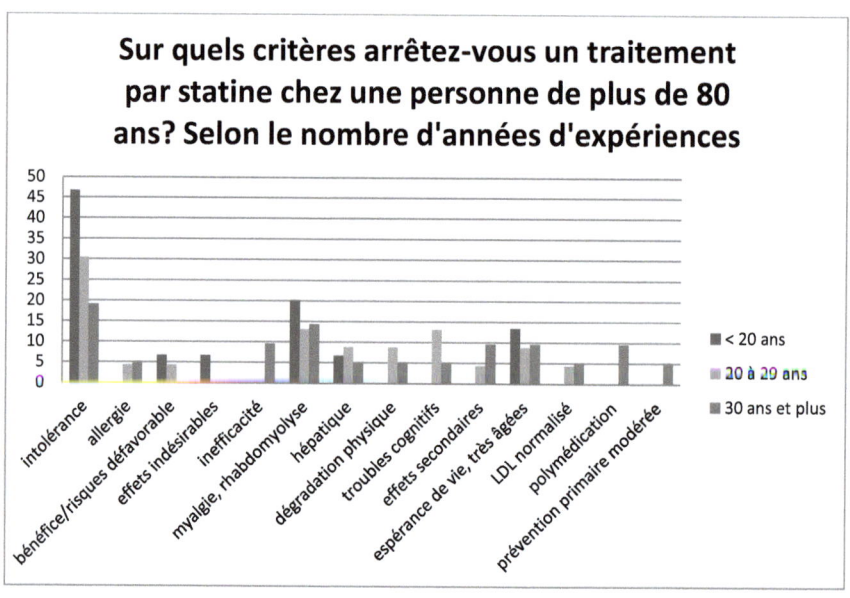

Figure 52

g. Sur quels critères décidez-vous de ne pas instaurer une statine chez une personne de plus de 80 ans ?

Pour cette dernière question, les médecins nous font part des points importants sur lesquels ils se basent pour ne pas instaurer un traitement par des statines chez une personne de plus de 80 ans.

Il en résulte que la cause principale est l'âge extrême des personnes (plus de 80 ans) avec 27,8%. On retrouve ensuite un mauvais bilan hépatique (14,9%), des antécédents musculaires ou l'absence d'antécédents cardiovasculaires (8,5%). Enfin, il existe de nombreux facteurs qui peuvent rentrer en compte mais avec des pourcentages plus faibles.

Tableau 19: Sur quels critères décidez-vous de ne pas instaurer un traitement par les statines chez une personne de plus de 80 ans?

interaction médicamenteuse	2,1
polymédication	2,1
contre indication	4,3
effets secondaires	4,3
espérance de vie courte, >80 ans	27,8
peu de facteurs de risques	6,3
bilan hépatique mauvais	14,9
bon bilan lipidique	6,4
pas en prévention primaire	2,1
régime alimentaire suffisant	2,1
pas d'antécédents cardiovasculaires	8,5
antécédents musculaires	8,5
Tolérance aux fibrates	2,1
bénéfices/risques défavorables	2,1
mauvais état général	6,4

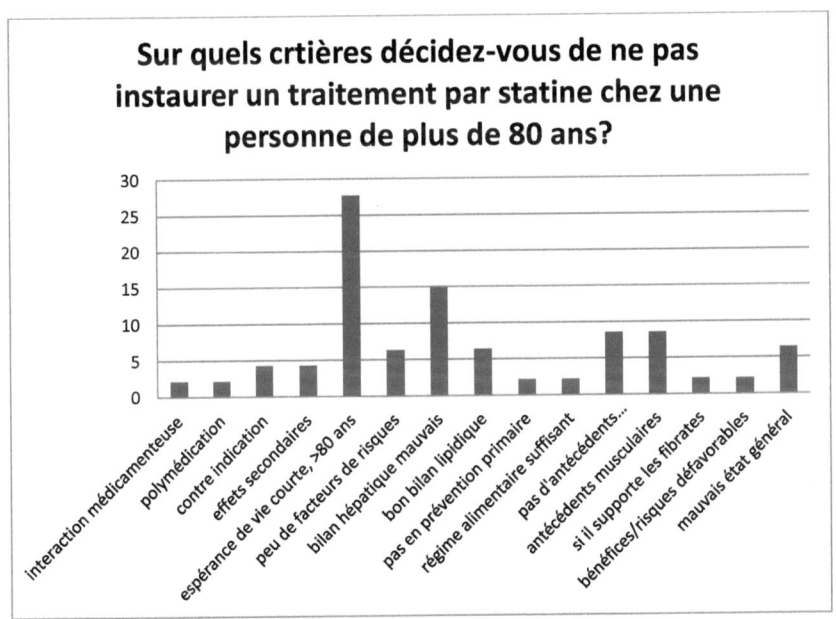

Figure 53

Si on regarde selon les deux régions, l'âge est toujours le critère premier des médecins pour ne pas instaurer une statine chez une personne de plus de 80 ans avec 29,0% pour Paris et 27,3% pour la Province.

Tableau 20: Sur quels critères décidez-vous de ne pas instaurer une statine chez une personne de plus de 80 ans? Selon la région

	PARIS	PROVINCE
interaction médicamenteuse	0,0	3,0
polymédication	0,0	3,0
contre indication	7,1	3,0
effets secondaires	7,1	3,0
espérance de vie courte, >80 ans	29,0	27,3
peu de facteurs de risques	7,1	6,1
bilan hépatique mauvais	7,1	18,2
bon bilan lipidique	7,1	6,1
pas en prévention primaire	7,1	0,0
régime alimentaire suffisant	7,1	0,0
pas d'antécédents cardiovasculaires	7,1	9,1
antécédents musculaires	7,1	9,1
Tolérance aux fibrates	7,1	0,0
bénéfices/risques défavorables	0,0	3,0
mauvais état général	0,0	9,1

Parmi les autres facteurs les résultats divergent selon la région. En effet pour Paris, tous les autres facteurs rentrent en compte avec un pourcentage plutôt faible. En province, par compte, un bilan hépatique mauvais est aussi une cause importante avec 18,2%. On retrouve ensuite l'absence d'antécédents cardiovasculaires, ou mauvais état général ou encore des antécédents musculaires (9,1%).

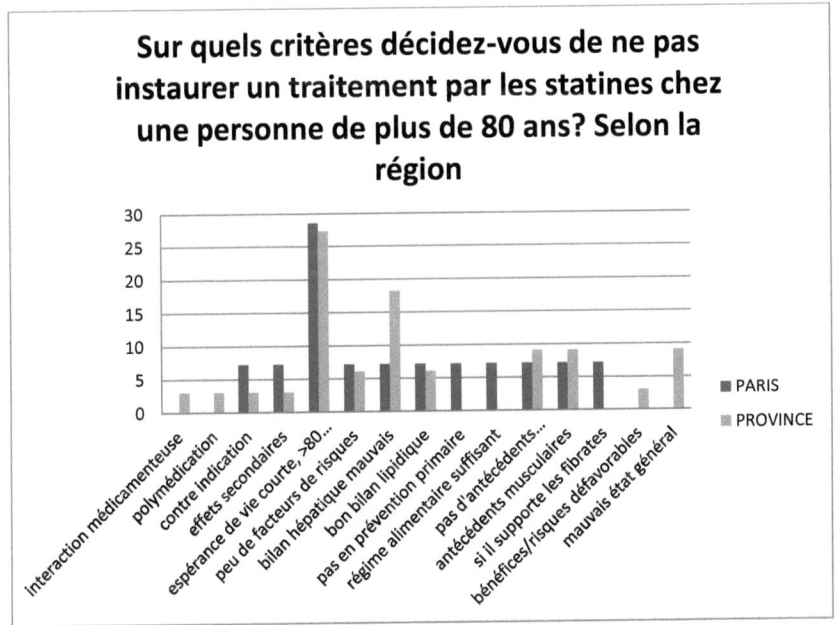

Figure 54

Selon le nombre d'années d'expérience, les résultats varient également.

Tableau 21: Sur quels critères décidez-vous de ne pas instaurer une statine chez une personne de plus de 80 ans? Selon le nombre d'années d'expérience.

	< 20 ans	20 à 29 ans	30 ans et plus
interaction médicamenteuse	0,0	6,7	0,0
polymédication	0,0	6,7	0,0
contre indication	6,7	6,7	0,0
effets secondaires	6,7	6,7	0,0
espérance de vie courte, >80 ans	26,6	20,0	35,3
peu de facteurs de risques	6,7	0,0	11,7
bilan hépatique mauvais	13,2	13,2	17,6
bon bilan lipidique	6,7	6,7	5,9
pas en prévention primaire	0,0	0,0	5,9
régime alimentaire suffisant	0,0	0,0	5,9
pas d'antécédents cardiovasculaires	20,0	6,7	0,0
antécédents musculaires	6,7	13,2	5,9
Tolérance aux fibrates	0,0	6,7	0,0
bénéfices/risques défavorables	0,0	0,0	5,9
mauvais état général	6,7	6,7	5,9

Alors que les médecins avec moins de 20 ans d'expériences se basent sur l'âge de la personne (26,6%) ainsi que sur les antécédents cardiovasculaires (20,0%) et le bilan hépatique (13,2%), les médecins entre 20 et 29 ans se fixent sur l'âge aussi (20,0%) mais aussi sur le bilan hépatique (13,2%) et les antécédents musculaires (13,2%). En ce qui concerne les médecins de 30 ans ou plus d'années d'expérience, l'âge est le vrai principal critère pour ne pas instaurer une statine chez une personne de plus de 80 ans avec un pourcentage de 35,3%. On retrouve ensuite les anomalies du bilan hépatique (17,6%) suivi de l'absence de facteurs de risques (11,7%).

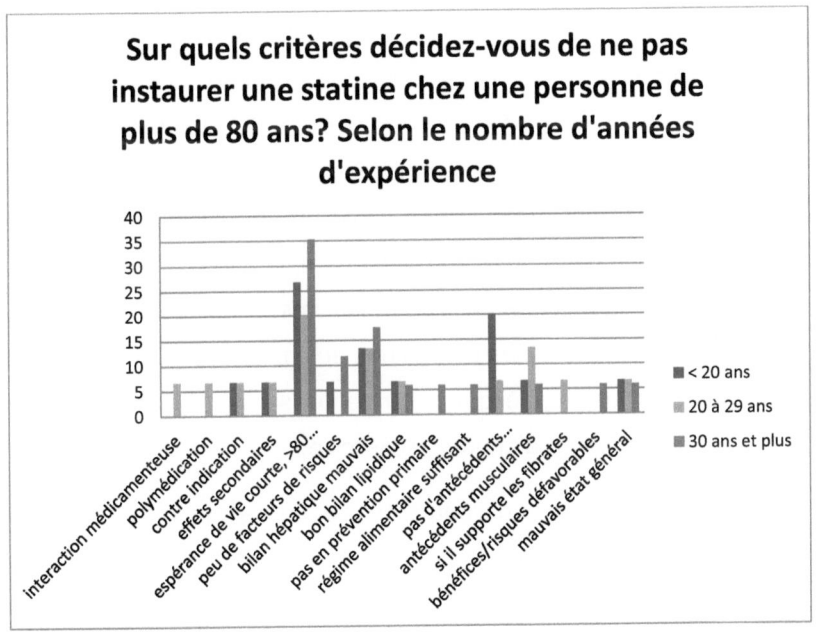

Figure 55

3. Discussion

Les résultats de cette étude montrent bien que les statines tiennent une place importante dans l'arsenal thérapeutique des personnes de plus de 80 ans. Même si les médecins ne sont pas toujours tous d'accord sur leurs utilités ou leurs efficacités pour ces personnes, on remarque qu'elles sont souvent prescrites. Plus de 40% des médecins interrogés pensent que les statines ont encore un intérêt et 56,7% trouve que le rapport bénéfice risque est favorable. Cependant ce sont surtout les médecins de province qui ont un avis positif sur les statines. Au contraire, les médecins interrogés sur Paris émettent beaucoup plus de réserves à leurs sujets : 70,0% pensent que le rapport bénéfice risque est défavorable et même 50,0% ne leurs trouvent aucun intérêt pour des personnes de plus de 80 ans. Il faut tout de même signaler que les médecins Parisiens n'étaient que au nombre de 10, contre 20 en province, il est donc nécessaire d'en tenir compte dans l'analyse de ses résultats. En ce qui concerne l'âge, les médecins avec le moins d'expériences prescrivent plus de statines aux personnes de plus de 80 ans. On note tout de même que les retenus sur l'intérêt des statines augmente avec le nombre d'années d'exercice.

La plupart des médecins participants ont avoué ne pas être décidés à démarrer un traitement par les statines chez une personne de plus de 80 ans. Mais dans certains cas, dans des conditions particulières propres à chaque cas, l'instauration d'une statine peut être envisagée. En effet, s'il y a présence de pathologies cardiovasculaires, ou d'une hypercholestérolémie, où d'autres facteurs de risques cardiovasculaires, les médecins pensent qu'il est envisageable de débuter un traitement par les statines.

Les raisons pour arrêter un traitement par des statines sont beaucoup plus nombreuses. L'intolérance au traitement est bien entendu la raison principale qui pourrait pousser un médecin à arrêter ce médicament. Les répercutions musculaires et hépatiques que peuvent provoquer cette classe de médicaments sont les intolérances les plus marquantes. Il est aussi important de noter que plus de 10% des médecins pensent qu'un âge avancé est une cause pour supprimer une statine.

Pour ce qui concerne les motifs des médecins pour ne pas instaurer une statine chez les personnes de plus de 80 ans, ils sont très vastes. Mais il est tout de même important de faire remarquer que quasiment 30% des médecins interrogés considèrent qu'une espérance de vie courte ou un âge avancé, sont des raisons pour ne pas prescrire une statine. Cela est en apparence contradictoire avec les résultats obtenus plus haut. Cela souligne la complexité des déterminants qui amènent à prescrire ou non une statine chez le sujet âgé (pression des patients, pression de la famille) et de la relative pauvreté des essais thérapeutiques chez les personnes très âgées sur cette question rendant impossible la rédaction de recommandations argumentées après 80 ans.

Conclusion

Les statines ont montré un rapport bénéfice / risque favorable dans la prise en charge des hypercholestérolémies mais également la prévention primaire et secondaire de certaines pathologies cardiovasculaires, chez le sujet d'âge moyen. Elles sont cependant l'objet d'une controverse en ce qui concerne le bénéfice sur la mortalité. Un autre sujet de débat, est le bénéfice des statines chez les sujets âgés et très âgés. Une revue récente de la littérature n'objective pas de diminution de la mortalité. Pourtant, les statines sont très souvent prescrites chez les personnes âgées…C'est dans ce contexte, que nous avons réalisé ce travail. Notre enquête menée ici soulève bien que les médecins traitants se retrouvent en première ligne face à toutes les questions que les patients et leur entourage peuvent se poser sur l'utilité des statines. Les recommandations de la Haute Autorité de Santé ne fournissent malheureusement pas les réponses précises. Les médecins généralistes doivent ainsi souvent décider seul, de l'intérêt d'introduire ou de poursuivre une statine chez leurs patients âgés. Dans ce travail, les médecins apparaissent dubitatifs quant au bénéfice des statines chez les sujets âgés mais pour autant ne prennent pas l'initiative seul d'arrêter, de poursuite ou d'introduction de statines chez les sujets âgés. L'avis d'un spécialiste, souvent le cardiologue est fréquemment demandé, avec des réponses, en pratique, assez évasives.

Il nous apparaît donc essentiel que des essais thérapeutiques à large échelle soit effectués chez les sujets âgés et très âgés pour évaluer le rapport bénéfice – risque des statines.

Dans l'attente de telles études, la décision de prescription d'une statine demeure une initiative individuelle « au cas par cas » tenant compte de paramètres autres que l'âge chronologique de la personne âgée (état physiologique, comorbidités, syndromes gériatriques). A cette réflexion médicale, une réflexion politique de santé publique, doit être proposée. Celle-ci devra évaluer l'aspect médico-économique de la prescription des statines à large échelle dans la population française…et proposer des recommandations de « cout-efficacité » qui pourront aider le prescripteur dans sa démarche.

Bibliographie

1. **Santé, Ministère de la.** http://www.sante.gouv.fr/IMG/pdf/etat_sante_2011.pdf. [En ligne] 2011.

2. **INSEE.** http://www.insee.fr/fr/default.asp. [En ligne] [Citation : 26 4 2012.]

3. *Prise en charge de l'artériopathie chronique oblitérante.* **Santé, Haute Autorité de.** 2006.

4. **Dondelinger, rené.** *module 5: gériatrie-vieillissement.* s.l. : Vernazobres-Grego, 2010.

5. **D Attias, B Besse, N Lellouche.** *cardiologie vasculaire.* s.l. : Vernazobres-Grégo, 2010.

6. *Reappraisal of European guidelines on hypertension management: a European Society of Hypertension Task.* **Mancia G, Laurent S, Agabiti-Rosei E and all.** 11, s.l. : journal of hypertension, 2009, Vol. 17. 20-22.

7. **Guidelines, ESC.** ESC Guidelines for the management of acute coronary syndromes in patients presenting without persistent ST-segment elevation. *European Heart Journal.* 2011.

8. **François Denis, Pierre Veyssier.** *vieillissement: les données biologiques.* s.l. : Elsevier, 2005.

9. **André, Grimaldi.** *dyslipidémie et athérogenèse.* s.l. : Elsevier, 2004. 19.

10. **Hervé, Guénard.** *Physiologie humaine 3ème édition.* s.l. : Pradel, 2005. 423,424.

11. http://umvf.biomedicale.univ-paris5.fr. *http://umvf.biomedicale.univ-paris5.fr.* [En ligne] 13 décembre 2003. [Citation : 15 janvier 2012.]

http://umvf.biomedicale.univ-paris5.fr/wiki/docppt/BIOCHIMIE-P6/P6biochimie-ll.pdf.

12. **N.MARIEB, Elaine.** *anatomie et physiologie humaine 6ème édition.* s.l. : PEARSON éducation, 2005. 1002- 1005.

13. **Eric Bruckert, Daniel Thomas.** *les hypercholestérolémies.* s.l. : John Libbey, 1997. 26-29.

14. **N, Kubab et S, Alajati-Kubab.** *ABCiologiques ... des examens.* s.l. : Le Moniteur, 2011. 97-107.

15. **Beaudeux JL, Durand G.** *biochimie médicale, marqueurs actuels et perspectives.* s.l. : Lavoisier, 2008. 147-153.

16. *Risk factors for 5-year mortality in older adults: the cardiovascular health study.* **Fried LP, Kronmal RA, Newman AB, Bild DE, Mittelmark MB, Polak JF.** 585-592, s.l. : Journal of the American Médical Association, 1998.

17. *lack of association between cholesterol and coronary heart disease mortality and morbidity ans all-cause mortality in persons older than 70 years.* **Krumholz HM, Seeman TE, Merrill SS, Mendes De Leon CF, Vaccarino V, Silverman DI.** 1335-1340, s.l. : Journal of the American Medical Association, 1997, Vol. 272.

18. *Total cholesterol and risk of mortality in the oldest old.* **Weverling-Rijnsburger AW, Blauw GJ, Lagaay AM, Knook DL, Meinders AE, Westendorp RG.** 1119-1123, s.l. : Lancet, 1997, Vol. 350.

19. *clarifying the direct relation between total cholesterol levels and death from coronary heart disease in older persons.* **Corti MC, Guralnik JM, Salive ME, Harris T, Ferrucci L, Glynn RJ.** 753-760, s.l. : Ann Intern Med, 1997, Vol. 126.

20. **Irwin J Schartz, Kamal Masaki, Katsuhiko Yano, Randi Chen, Beatriz L Rodriguez, J David Curd.** Cholesterol and all-cause mortality in elderly people from the Honolulu Heart Program: a cohort study. the Lancet, 2001, Vol. 358.

21. **Nicole Schupf, Rosann Costa, Jose Luchsinger, Ming-Xin Tang, Joseph H.Lee, Richard Mayeux.** relationship between plasma lipids and all cause mortality in nondemented elderly. Journal og American geriatrics Society, 2005, Vol. 53, 2.

22. *Lipid-lowering treatment to the end? A review of observational studies and RCTs on cholesterol and mortality in 80+ year olds.* **Petersen, Line Kirkeby, Christensen, kaare et Kragstrup, Jakob.** 674-680, s.l. : Age and Ageing, 2010, Vol. 39.

23. **Brugts JJ, Yetgin T, Hoeks SE, Gotto AM, Shepherd J, Westendorp RG, de Craen AJ, Knopp RH, Nakamura H, Ridker P, van Domburg R, Deckers JW.** The benefits of statins in people without established cardiovascular disease but with cardiovascular risk factors: meta-analysis of randomised controlled trial. *BMJ.* 2009, Vol. 338.

24. **Massy Z, Andreelli F, Andrejak M, Lacour B.** *Cholestérol et triglycérides.* s.l. : Doin, 2004. 26.

25. **M, Vaubourdolle.** *médicament 3ème édition.* s.l. : le moniteur, 2007. 585-588.

26. **Khalid El-Salem, Bashar Ababneh, Stacy Rudnicki, Ahmad Malkawi, Ali Alrefai, Yousef Khader, Ruba Saadeh, Mohammad Saydam.** Prevalence and risk factors of muscle complications secondary to statins. *MUSCLE&NERVE.* 2011, Vol. 44, 877-881.

27. *Pravastatin in elderly individuals at risk of vascular disease (PROSPER): a randomised controlled trial.* **Shepherd J, Blauw GJ, Murphy MB.** 1623-1629, s.l. : The Lancet, 2002, Vol. 360.

28. **Klas Gransbo, Olle melander, Lars Wallentin, Johan Lindback, Ulf Stenestrand, Jorg Carlsson, Jan Nilsson.** Cardiovascular and cancer mortality in very eldery post myocardial infraction patients receiving statin treatment. *JACC.* 2010, Vol. 55, 13.

29. *A systematic review and meta-analysis on the therapeutic equivalence of statin.* **TC. WENG, YH. KAO YANG.** 139-151, s.l. : Journal of the clinical therapeutic, 2010, Vol. 35.

30. **Sabina A. murphy, Christopher P. Cannon, Stephen D. Wiviott, Carolyn H. McCabe, Eugene Braunwald.** reduction in recurrent cardiovascular events with intensive Lipid-lowering Statin therapy compared with moderate Lipid-lowering Statin therapy after coronary syndromes. *Journal Of the American College of Cardiology.* 2009, Vol. 54, 25.

31. **Miettinen, Tatu A.MD, Pyorala, Kalevi MD et Olsson, Anders G.MD.** Cholesterol-Lowering therapy inwomen and eldery Patients with Myocardial Infarction or angina pectoris: finding from the Scandinavian Simvastatin Survival Studu (4S). *Circulation.* 1997, Vol. 96(12), 4211-4218.

32. **James Shepherd, Suart M. Cobbe, Ian Ford, Christopher G. Isles.** Prevention of coronary heart disease with pravastatin in men xith hypercholesterolemia. *The New England Journal of Medecin.* 1995, Vol. 333, 20.

33. **Group, The Long-term Intervention with Pravastatin in Ischaemic Disease Study.** Prevention of cardiovascular event and death with pravastatin in

patients with coronary heart disease and a broad range of initial cholesterol levels. *The New England Journal of Medecin.* 1998, Vol. 339, 19.

34. **R.Downs, John, Clearfield, Michael et Whitney, Stephen Weis Edwin.** Primary prévention of acute coronary events with lovastatin in men and women with average cholesterol levels. *JAMA.* 1998, Vol. 279, 20.

35. **G.Schwartz, Gregory, L.Olsson, Anders et D.Ezekowitz, Michael.** Effects of Atorvastatin on early recurrent ischemics events in acute coronary syndromes. *JAMA.* 2001, Vol. 285.

36. **group, Heart Preoctection Study collaborative.** MRC/BHF Heart Protection Study of cholesterol lowering with sinvastatin in 20 536 high-risk individual: a randomised placebo-controlled trial. *The Lancet.* 2002, Vol. 360, 7-22.

37. **Group, Heart Proctection Study collaborative.** Effects on 11-year mortality and morbidityof lowering LDL-cholesterol with simvastatin for about 5 years in 20 536 high-risk individuals: a randomised controlled trial. The Lancet, 2001, Vol. 378, 2013-2020.

38. **Ridker, Paul M, et al.** Rosuvastatin to prevent vascular events in men and women with elevated C- Reactive protein. *The New England Journal of Medecin.* 2008, Vol. 359, 21.

39. **JJ Brugst, T Yetgin, SE Hoeks, AM Gotto, J Shepherd, RGJ Westendorp, AJM de Craen, RH Knopp, H Nakamura, P Ridker, R van Domburg, JW Deckers.** the benefits of statins in people without established cardiovascular disease but with cardiovascular risk factors: meta-analysis of randomised controlled trials. *BMJ.* 2009, Vol. 338.

40. **collaboration, cholesterol treatment trialists' (CTT).** efficacity and safety of more intensive lowering of LDL-cholesterol: a meta-analysis of data from 170 000 participants in 26 randomised trials. *the Lancet.* 2010, Vol. 376, 1670-1681.

41. **Helle Wallach Kildemoes, Mikkel Vass, Carsten hendriksen, Morten Andersen.** Statin utilization according to indication and age: A Danish cohort study on changing prescribing and purchasing behaviour. ELSEVIER, 2012, Vol. 2886.

42. **Robert, Ladislas.** *le vieillissement.* s.l. : BELIN, CNRS édition, 1994.

43. **Balian, Axel.** *hépato-gastro-entérologie médicale et chirugicale.* s.l. : Vernazobres-Grego, 2011.

ANNEXE 1

QUESTIONNAIRE MEDECIN GENERALISTE	

Questionnaire établi dans le cadre de la thèse de Doctorat en Pharmacie

Comment choisissez-vous les statines ?

- Efficacité   oui   non
- Tolérance   oui   non
- Rapport bénéfices/risques   oui   non
- Etudes scientifiques   oui   non
- Délégués médicaux   oui   non
- Soirée organisée par les laboratoires   oui   non
- Développent professionnel continu   oui   non
- Autres :

De manière générale, chez les personnes âgées de plus de 80 ans :
- Pensez-vous que les statines ont un intérêt ?

- Pensez-vous que les statines ont un rapport bénéfice/risque favorable ?

- Sur quels critères débutez-vous un traitement par statine ?

- Sur quels critères arrêtez-vous une statine ?

- Sur quels critères vous décidez de ne pas instaurer une statine ?

Quelques renseignements :
- Taille de la patientèle :
- Nombre d'années d'exercice :
- Principales sources d'information :
    - Revue médicales   oui   non

Si oui, lesquelles :
    - Délégués médicaux :   oui   non
    - Soirées organisées par les laboratoires :   oui   non
    - Formation personnelle sur Internet :   oui
        non
    - DPC sans conflit d'intérêt :   oui   non
    - Autres :

ABREVIATIONS

AC/FA : Arythmie complète par fibrillation auriculaire
AOC : atteinte des organes cibles
AOMI : artériopathie oblitérante des membres inférieurs
AVC : Accident Vasculaire Cérébral
AVK : anti vitamine K
CETP: cholesteryl-ester transfer protein
DMPP : dimethylallyl-pyrophosphate
EAS : Société Européenne d'athérosclérose
ECG : électrocardiogramme
ESC : Société Européenne de Cardiologie
HAS : Haute Autorité de Santé
HDL: high density lipoproteins
HTA : hypertension artérielle
IEC : inhibiteur de l'enzyme de conversion
IMC : Indice de Masse Corporel
INR: International normalized Ratio
INSEE : institut national de la statistique et des études économiques
IPPP : isopenténylpyrophosphate
IPS : Index de pression systolique
LCAT: lécithine-cholesterol-acétyltransférase
LDL: Low density liproproteins
LPL: lipoprotéine lipase
LRP: low density lipoprotein receptor related protein
MHD : mesure hygiéno-diététiques
O_2 : oxygène

PA : Pression Artérielle
SCA-ST- : syndrome coronarien aigu sans sus décalage ST
SCA-ST+ : syndrome coronarien aigu avec sus décalage ST
TG: triglycérides
VLDL: very low density lipoproteins
CPK: créatine phosphokinase
NO: monoxyde d'azote
DPC: développement personnel continu

REMERCIEMENTS

Je remercie en tout premier monsieur mon maître de thèse, pour son soutien tout au long de la rédaction, mais aussi pour ses conseils et ses corrections.

Je souhaite aussi remercier mon professeur pour avoir accepté de présider mon jury de thèse.

Un grand merci à madame Laurence pour sa présence dans mon jury. Elle m'a accompagné pendant tous mes stages et m'a appris beaucoup de choses. Merci encore.

Je voudrai aussi remercier tous les médecins qui ont bien voulu m'accorder quelques minutes pour répondre à mon questionnaire. Sans eux ma thèse ne serait toujours pas finie. Evidemment, je remercie aussi toutes les personnes qui m'ont aidé à récolter les questionnaires : maman, mamie, Monique, Marie, Nicolas et tous les autres.

Six ans d'études m'ont permis de faire de superbes connaissances! Julie et Elisabeth, vous faites parties des personnes qui comptent le plus pour moi. Avec Charlotte vous êtes ma deuxième famille. Comment oublier toutes nos soirées dont nos soirées tarot et/ou belote avec Anne-Laure et Florian, ou les soirées jeux vidéo avec Fred, Joe et Manu. Ou encore nos pas de danses endiablés avec Elyette sur "wake me up". Merci à tous pour ces belles années et tous ses moments inoubliables.

Merci à Fanny de m'avoir supporté à ses côtés dans l'amphi pendant toutes ses années. Grace à toi les cours passaient plus vite et on rigolait bien.

Et il ne faut pas oublier mes bretons préférés! Merci François pour ces matchs de badmintons épuisants, et merci à toi et Aurélie pour toutes ses soirées jeux de sociétés et d'avoir été mes cobayes culinaires pendant tout ce temps.

Julie, Viviane, Dorothée et Elodie, je vous remercie pour tous ses bons moments en filière officine!

Je remercie tout particulièrement ma maman et Myrtille. Vous avez toujours été là pour moi et m'avez encouragé pour finir cette thèse. Merci aussi à mamie Metz et papi, Monique, papa et toute la famille pour m'avoir épaulé tout ce temps.

Un grand merci à toute l'équipe de la pharmacie de Soleil et à Emilie. C'est en bossant avec vous que j'ai su que je voulais devenir pharmacien en officine. Merci aussi à l'équipe de la pharmacie des Vosges pour les 3 années passées en votre compagnie.

Un dernier remerciement à mamie Jeannette. Tu n'ais plus là pour pouvoir assister à ma thèse mais j'espère que tu es fière de moi. Tu m'as appris à ne pas baisser les bras et à rester fort dans toutes les situations.

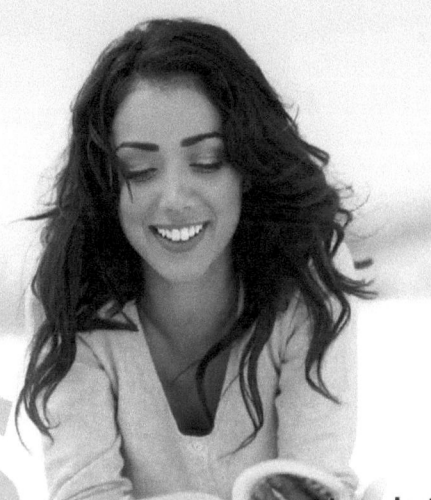

Oui, je veux morebooks!

I want morebooks!

Buy your books fast and straightforward online - at one of the world's fastest growing online book stores! Environmentally sound due to Print-on-Demand technologies.

Buy your books online at
www.get-morebooks.com

Achetez vos livres en ligne, vite et bien, sur l'une des librairies en ligne les plus performantes au monde!
En protégeant nos ressources et notre environnement grâce à l'impression à la demande.

La librairie en ligne pour acheter plus vite
www.morebooks.fr

OmniScriptum Marketing DEU GmbH
Bahnhofstr. 28
D - 66111 Saarbrücken
Telefax: +49 681 93 81 567-9

info@omniscriptum.com
www.omniscriptum.com

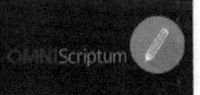

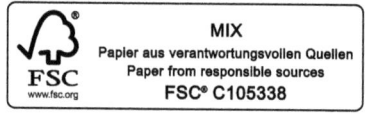

Printed by Books on Demand GmbH, Norderstedt / Germany